总主编
臧远胜

U0340266

抗癌必修课

胃癌

第3版

主 编·柳 珂 臧远胜

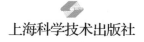

上海科学技术出版社

图书在版编目（ＣＩＰ）数据

抗癌必修课·胃癌 / 臧远胜总主编；柳珂，臧远胜主编. -- 3版. -- 上海：上海科学技术出版社，2023.1
ISBN 978-7-5478-5796-0

Ⅰ. ①抗… Ⅱ. ①臧… ②柳… Ⅲ. ①胃癌－防治 Ⅳ. ①R73

中国版本图书馆CIP数据核字(2022)第147355号

抗癌必修课·胃癌（第3版）

总主编　臧远胜
主　编　柳　珂　臧远胜

上海世纪出版（集团）有限公司
上海科学技术出版社　出版、发行
（上海市闵行区号景路159弄A座9F-10F）
邮政编码201101　　www.sstp.cn
上海盛通时代印刷有限公司印刷
开本　889×1194　1/32　印张 7.125
字数　170千字
2016年7月第1版
2018年9月第2版
2023年1月第3版　2023年1月第1次印刷
ISBN 978-7-5478-5796-0 / R·2557
定价：49.80元

内容提要

抗癌必修课·胃癌

"抗癌必修课"丛书由上海长征医院肿瘤科臧远胜教授组织编写，自出版以来，因其科学严谨的内容、通俗易懂的表述，广受读者欢迎和好评。本次修订，在上一版的基础上，对内容进行了全面梳理、补充和更新，增加了近两年来肿瘤诊治方面的新成果和新进展，力求内容更实用、文字表述更准确。

本书涵盖胃癌流行病学、病因、诊断、治疗、预后、随访及日常调养和康复等方面的内容，从实用的角度出发，为患者及其家属答疑解惑，帮助他们正确认识胃癌，合理选择治疗方案，是一本权威性强、浅显易懂的便携式抗癌手册。

本书通俗中体现权威，普及中凸显专业，可满足患者及其家属对胃癌诊治知识的需求，也可作为非本专业医务人员了解胃癌相关知识的速查手册。

作者简介

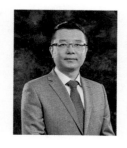

臧远胜·医学博士，主任医师，教授，博士生导师。现任上海长征医院（海军军医大学第二附属医院）肿瘤科行政主任、肿瘤学教研室主任、国家药物临床试验机构肿瘤专业组组长。兼任中华医学会肿瘤分会肿瘤支持康复治疗学组委员，中国医药教育协会疑难肿瘤专业委员会候任主任委员、肿瘤免疫治疗专业委员会常务委员，中国临床肿瘤学会非小细胞肺癌专家委员会委员、临床研究专家委员会委员、肿瘤智慧医疗专家委员会委员，上海市医学会肿瘤内科分会委员，上海市抗癌协会理事及疑难肿瘤专业委员会副主任委员，上海市医师协会肿瘤医师分会委员等。

长期致力于明确肿瘤发病机制和改善肿瘤诊治效果的研究。作为课题负责人，主持科技部重大专项课题、国家自然科学基金面上项目、国家卫生健康委员会医药卫生科技发展基金、吴阶平医学基金、上海市科委科技创新行动计划项目等课题多项，在国内外著名医学杂志发表中英文论文多篇。

擅长肺癌、肠癌、胃癌等实体肿瘤的精准靶向治疗、免疫治疗、化疗和康复，以及疑难肿瘤的诊治。

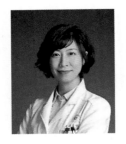

柳珂·医学博士，现任上海长征医院肿瘤科副主任医师、副教授。兼任中国临床肿瘤学会肿瘤营养治疗专家委员会常务委员兼秘书，上海市抗癌协会癌症康复与姑息治疗专业委员会委员兼秘书及青年委员会常务委员，上海市抗癌协会多原发和不明原发肿瘤专业委员会委员，上海市中西医结合学会肿瘤专业委员会委员，中国宋庆龄基金会肿瘤产学研联盟疑难肿瘤专业委员会委员，中国临床肿瘤学会"第三届35 under 35最具潜力青年肿瘤医生"荣誉获得者。

在肿瘤学相关临床及基础研究方面工作多年，擅长以胃癌、食管癌、肺癌为代表的胸腹部肿瘤的个体化精准治疗，以及肿瘤患者疼痛、营养不良等症状的姑息治疗。

长期致力于消化道肿瘤发生、发展及转移相关机制研究，主持并参与国家自然科学基金1项、省部级课题多项。研究成果于 *Clinical and Translational Medicine*、*Oncologist* 等SCI期刊发表。申请并获批国家实用新型专利5项。

编委会名单

主　编　柳　珂　臧远胜

编　委（按姓氏笔画排列）

王　湛　上海长征医院肿瘤科

王　燕　上海长征医院肿瘤科

王妙苗　上海长征医院肿瘤科

区晓敏　复旦大学附属肿瘤医院放疗科

叶晨阳　上海长征医院肿瘤科

史冬敏　上海长征医院肿瘤科

宁北芳　上海长征医院消化内科

许文萍　上海长征医院消化内科

孙　莉　上海长征医院肿瘤科

孙元钰　上海阿特蒙医院肿瘤综合病区

李桂超　复旦大学附属肿瘤医院放疗科

吴　颖　上海长征医院肿瘤科

应明真　上海长海医院肿瘤科

汪　青　上海交通大学医学院附属新华医院肿瘤科

张　兴　上海长征医院普通外科

张　璇　解放军海军第九〇五医院中医科

张英福　上海长征医院肿瘤科

张颖一　上海长海医院肿瘤科

陈诗绮　上海长征医院肿瘤科

陈思宇　上海交通大学医学院附属新华医院肿瘤科

邵成浩　上海长征医院胰胆外科

周文丽　上海长征医院肿瘤科

周海洋　上海长征医院普通外科

郑磊贞　上海交通大学医学院附属新华医院肿瘤科

柳　珂　上海长征医院肿瘤科

钟　雪　上海长征医院肿瘤科

段晓鹏　上海长征医院肿瘤科

施　斌　上海长征医院消化内科

娄　成　上海东方肝胆医院肿瘤科

秦文星　复旦大学附属肿瘤医院一期临床研究中心

秦保东　上海长征医院肿瘤科

原凌燕　上海长征医院肿瘤科

顾雨芳　上海长征医院中医科

钱建新　上海中医药大学附属龙华医院肿瘤科

凌　妍　上海长征医院肿瘤科

高文超　上海长征医院普通外科

黄　耀　上海交通大学医学院附属新华医院移植科

黄明主　复旦大学附属肿瘤医院肿瘤内科

矫健鹏　上海长征医院中医科

章　莉　上海交通大学医学院附属新华医院肿瘤科
梁晓华　复旦大学附属华山医院肿瘤科
韩　廷　上海长海医院胃肠外科
焦晓栋　上海长征医院肿瘤科
蔡清萍　上海长征医院普通外科
臧远胜　上海长征医院肿瘤科
戴维萍　上海长征医院肿瘤科

序言

"抗癌必修课"丛书自问世以来，因其科学严谨的内容、通俗易懂的表达，广受读者欢迎和好评。无论是作为肿瘤患者及其家属的科普读物，还是作为基层卫生工作人员的参考书，"抗癌必修课"丛书均能提供规范、实用的解答和建议。

近年来，肿瘤的诊断和治疗领域均取得了长足的进步，新理念、新技术、新药物、新策略层出不穷，由此带来的肿瘤诊治变化也是巨大的。为了让广大民众，尤其是肿瘤患者及其家属能够对肿瘤诊治的基本知识和新进展有比较充分的了解，从而更好地配合肿瘤诊治，本套丛书总主编臧远胜教授主持对"抗癌必修课"进行了全新修订；同时，为了满足读者了解更多肿瘤病种的需求，本套丛书在原有"肺癌""肠癌""胃癌""乳腺癌""胰腺癌"五个分册的基础上，新纳入了"肝癌"和"妇科肿瘤"两个分册。新版丛书既保持了原有的全面、权威、通俗易懂的特点，又着重体现了近年来肿瘤诊治方面的新成果，其内容涵盖了常见肿瘤的流行病学、病因、诊断、治疗、预后、随访及日常调养和康复等诸多方面，力求从实用的角度出发，为肿瘤患者及其家属答疑解惑，帮助他们正确地认识肿瘤，合理地选择治疗方案，少走弯路，从而进一步提高肿瘤防治的效果。

　　本套丛书每个分册的编委们均是在肿瘤领域有深厚功底的一线临床医师，他们不仅对肿瘤诊治的最新进展十分熟悉，而且非常重视肿瘤整体综合性治疗，从而保证了本套丛书的权威性、规范性和先进性。本套丛书的内容全面、实用，对肿瘤患者及其家属，以及基础卫生工作人员具有指导作用。我相信，再版后的"抗癌必修课"会给读者带来焕然一新的体验，将对普及肿瘤防治知识、提高肿瘤防治水平发挥重要的作用。

王杰军

国家卫生健康委员会肿瘤合理用药专家委员会　副主任委员

中国临床肿瘤学会肿瘤支持与康复治疗专家委员会　主任委员

2022 年 9 月

前言

　　近年来，肿瘤的发病率和病亡率不断上升，在我国及世界范围内位列人口死亡病因的第一位。在肿瘤诊断和治疗的过程中，患者及其家属会对很多与肿瘤相关的临床问题存在困惑，这些问题是随着诊断和治疗的步步深入或病情变化不断出现的，而患者及其家属并不能随时随地找到权威专科医师来答疑，因此他们的困惑常常得不到及时、充分的解答。由此，患者不但会因为不了解而造成焦虑和恐惧，还会因为了解得不充分而对诊断和治疗配合不佳。很多患者和家属都表示，迫切需要一本权威性强且浅显易懂的抗癌知识手册。正是基于以上原因，我们组织了国内肿瘤诊治领域长期工作于临床一线的专科医师，广泛搜集、精心筛选出肿瘤诊治过程中患者及其家属关心的问题，一一进行解答，于2015年出版了包含"肺癌""肠癌""胃癌""乳腺癌"四个分册的"抗癌必修课"丛书，于2018年修订第二版，并加入了"胰腺癌"分册。丛书自出版以来，广受读者欢迎和好评，并荣获2019年"上海市优秀科普图书"及"全国优秀科普作品"称号。

　　肿瘤诊治领域的进展日新月异，尤其是近几年来，越来越多新理念、新技术、新药物、新策略的应用，使得肿瘤诊治效果出现了质的提升。例如，肿瘤二代基因测序技术在多个癌种的广泛应用，显著提升了我们对肿瘤驱动因素的认知，并直接改变了临床诊疗格局；又例如，针对免疫调控点的肿瘤免疫药物和针对多个相对常见乃至少见靶点的靶向药物，均是在近三年开始惠及临床，并使得部分肿瘤病种的患者成为了"慢性病患者"。因此，我们迫不及待地需要将这些最新的重要知识传递给广大读者。另外，随着本套丛书在读者群中的口碑传播，希望出版更多分册的呼声强烈，所以此次修订，我们加入了"肝癌"和"妇科肿瘤"这两个同样在我国高发瘤种的分册，同时，会将上一版图书中存在的一些表述不够清晰或是不够充分的地方，进行更新和修改，不断提升丛书的精品化程度。

在丛书修订和编写过程中，各位编委以极大的热情和负责任的态度，对图书内容进行了全面的梳理、修订和补充，力求准确地反映肿瘤诊治相关的进展，并在实用性方面进一步完善，同时校准文字，使得表述更为准确。各位编委的辛勤工作保证了图书的规范性、准确性和先进性。正是这种一丝不苟的工作态度和对图书质量精益求精的要求，才使得"抗癌必修课"丛书获得了良好的社会反响。希望通过我们的努力，使广大读者能对肿瘤有更为深入的了解，能够更有效地防治肿瘤。

臧远胜

上海长征医院肿瘤科教授、主任

2022 年 9 月

目录

■ **诊断课**　029

■ **治疗课**　077

基础课

1 胃癌是什么

为了让大家更好地了解该疾病，我们首先来全面地认识一下胃这个器官。

胃位于人体的左上腹，像一颗被人抱在怀里的"大蚕豆"，是消化道中最膨大的部分，上连食管，下续十二指肠，成人胃的容量为1 500～3 000毫升。胃的主要功能在于受纳每日进食的食物，分泌胃液。食物进入胃后，胃壁逐渐舒张来受纳食物。当食物刺激胃壁时，通过中枢神经引起反射性的有规律的胃壁蠕动，将胃内食物进一步磨碎，并与胃液充分混合，形成粥样食糜，分批送入十二指肠。除此之外，胃还具有内分泌功能，其会根据人体受到的来自外界色、香、味及情绪的刺激，分泌胃泌素、生长抑素等。而分泌功能是受神经和体液双重控制的，当神经和体液的调节受到破坏或任何一方过强、过弱时，都可引起胃活动与分泌的失调，临床上就会出现病理状态。

正常情况下，胃壁黏膜细胞按照人体消化功能的需求生长和新陈代谢，不多也不少。胃癌则是一种病理状态，它体现为胃的上皮细胞在内在和外在致癌因素的共同作用下发生了癌变。曾经正常的胃上皮细胞一旦发生癌变，便失去了机体对其生长的正常调控。其有异于正常细胞的新陈代谢，出现疯狂的无限制的增殖，并且这种异常的生长不会因为病因的消除而停止。胃癌细胞的恶性增殖，不断地消耗原本正常机体运作所需的大量营养和能量，并表现出迁移、侵袭等特性，分泌异常的损伤性物质，导致胃及其他器官受侵、结构改变，最终出现严重的功能受损。

向大家简单介绍一下胃的结构。首先，胃有"两口"，上开口为贲门，是食物从食管进入胃的入口；食管和贲门的结合处是肿瘤的好发部位之一。胃的下开口为幽门，是混碎的食物由胃输送至十二指肠的出口，"两口"之间膨大的部分称为胃体。而膨大的胃体与幽门之间有一段相对狭长的"走廊"，称为幽门部。其中一段叫作"幽门窦（胃窦）"的部分，正是胃溃疡、胃癌的高发部位。

胃壁由内而外分为四层：黏膜层、黏膜下层、肌层和浆膜层。胃癌大多从黏膜开始恶变，逐渐向外侵袭浸润，直至突破浆膜层，累及邻近器官。

胃癌发病率较高，是我国常见的恶性肿瘤之一，严重威胁人们的生命和健康。从认识胃的结构和功能开始，本书将重点介绍胃癌的相关发病原因、诊断、治疗和康复等方面的知识。

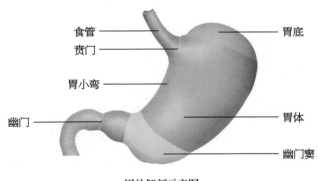

胃的解剖示意图

胃癌是全球最常见的消化道恶性肿瘤之一。2012年全球胃癌新发病例约100万例（952 000例，占所有癌症的6.8%），为世界范围内第五位常见恶性肿瘤，其他前四位依次为肺癌、乳腺癌、结直肠癌和前列腺癌。然而，全球超过70%的胃癌病例发生在发展中国家，其中50%发生在东亚地区。亚洲日本、韩国及我国是胃癌高发区，我国每年新发病例约40万例，占世界总发病例数的42%，全国胃癌发病率为31.28/10万，胃癌已成为我国肿瘤发病率居第二位、病死率居第三位的恶性肿瘤，是当前危害我国人们身体健康的重大疾病。目前我国胃癌病死率仍呈上升趋势，20世纪90年代较70年代胃癌的病死率男性增长了11%，女性增长了6.3%。

我国胃癌发病率的地区差异较明显。高发地区主要集中在西北地区（青海、宁夏、甘肃）、东南沿海（福建）及东北三省（辽宁、吉林、黑龙江）。发病率大致由北向南、由沿海向内地逐渐下降，以青海、宁夏和甘肃为前三位，青海胃癌病死率为40.62/10万，而广西为5.16/10万，各地区之间的差距甚至达500倍以上。

在我国，胃癌在农村和城市存在一定差异。从1973～1992年的20年间，胃癌的发病率升高了10%。然而，这阶段的发病率在农村人口中增加了25.8%，在城市人口中反而下降了23.8%。另外，20世纪90年代我国胃癌病死率总体呈上升趋势，农村男性和女性分别上升了26.4%和22.1%，而城市胃癌病死率男性和女性分别下降了22.2%和26.7%，可见农村居民胃癌的发病率及病死率均高于城市居民。农村人口是胃癌的主要发病群体。

根据我国胃癌流行特点，制订早筛查、早诊断、早治疗的胃癌诊治流程是当下十分重要的一项工作。

3 胃癌的发病与年龄有关吗

目前国内外一般研究调查显示，胃癌的发病率存在随着年龄增加而显著升高的趋势。

胃癌发病率在＜35岁人群中处于较低水平，在≥35岁人群中快速上升，以50～80岁较多，≥85岁有所下降。男性高于女性，＞50岁男性的发病率为同年龄女性的2倍以上。但近年来国内青年人胃癌的发病率有上升趋势。19～35岁的青年胃癌发病率比30年前翻了1倍。很多年轻人总抱着"年纪轻，不容易生大病"的侥幸心理，警惕性不高，且由于青年患者大多身强力壮，具有一定的抗病和忍受疾病痛苦的能力，加上早期胃癌的临床表现无特异性，临床症状类似普通胃病，即使出现不适，也常常是自行服用"保胃药"，很少积极就医，故往往会延误病情，错过了最好的治疗时机。而在疾病特点上，上海长征医院肿瘤科既往胃癌病例回顾性研究的结果显示，青年胃癌患者的肿瘤类型往往恶性程度高，病情进展快，预后较中老年患者要差。所以无论是年长者还是年少者，对于胃部各种症状都应予以重视，尽早到医院就诊，积极检查，尽早治疗。

> ### 小贴士
>
> 2006年上海市胃癌的发病率：45～50岁人群，每10万人中有24人患胃癌；50～55岁人群，每10万人中有35人患胃癌；60～65岁，每10万人中有74人患胃癌；65～70岁，每10万人中有107人患胃癌；70～75岁，每10万人中有155人患胃癌；75～80岁，每10万人中有192人患胃癌。发病的年龄高峰为50～80岁。

4 什么原因可以导致胃癌

　　绝大多数肿瘤是外在因素和内在因素相互作用导致的，是多因素协同作用的结果。环境因素作为肿瘤的外因，包括化学、物理、生物等因素。人们生活方式的不同，其实也体现了接触理化因素的不同。可以诱发胃癌发生的重要因素大致如下。

　　（1）地域、饮食及生活因素：地域上，我国的西北与东部沿海地区胃癌发病率较南方地区高。饮食上，长期食用熏烤、腌制类食品的人群胃远端癌发病率较高，与食品中亚硝酸盐、真菌毒素、多环芳烃化合物等致癌物或前致癌物含量高有关。另外，不良饮食习惯或不洁饮食致幽门螺杆菌感染与胃癌的发病也高度相关，究其原因，幽门螺杆菌能促使硝酸盐转化为亚硝酸盐和亚硝胺而致癌。

　　（2）癌前病变：所谓癌前病变是指某些具有较强的恶变倾向的病变，这种病变如不及时予以处理，就有可能发展为胃癌。比如胃息肉、慢性萎缩性胃炎及胃部分切除后的残胃，这些病变都可能伴有不同程度的慢性炎症，致使细胞结构逐渐脱离正常细胞的模样，进而转变为癌。

　　（3）遗传因素：与胃癌患者有血缘关系的亲属，其胃癌发病率较对照组高4倍。这种遗传是指遗传易感性，就是患癌症父母的后代会比未患癌父母的后代更容易发生癌症，但这是一个低概率事件，仅仅是导致胃癌的一个内因。我们知道内因还需外因推动才能起作用。所以如果能有效地杜绝胃癌相关的外在因素，就有可能避免或降低胃癌的发生。

现如今，酒已成为日常生活中最常见的饮品之一，"小酌怡情，大饮伤身"的道理似乎我们都知道，但长期饮酒究竟有没有可能引起胃癌呢？据相关研究表明，饮酒可使罹患胃癌的危险性增加82%！那么饮酒究竟是如何导致胃癌发病率升高的呢？

首先，白酒特别是高度白酒对胃部的刺激很大。许多人都有切身体会，如饮酒后感到胃部有烧灼感，有时甚至出现恶心、呕吐，其实这是酒精对胃黏膜造成的炎症反应引起的。长期大量的饮酒可损伤胃黏膜造成各型胃炎，从而导致胃酸分泌不足，使得细菌大量繁殖，促进了亚硝胺类致癌物的合成。其次，酒精能够抑制人体免疫功能，长期大量饮酒还能导致营养不良，这些都为肿瘤的发生创造了有利条件。另外，进入体内的酒精还会活化体内的某些致癌物，进而诱发肿瘤。

有人认为酒精能杀菌，是不是也能把致癌的细菌和有害物质给破坏掉？其实不然。随食物进入体内的某些致癌物本来不能被吸收，可以随粪便排出体外，但酒精是这些致癌物的良好溶剂，促进了致癌物的吸收。现在大家应当明白了，大量饮酒不仅不能杀灭或破坏细菌，还会促进胃癌的发生，给胃癌细胞生长创造条件。因此，生活中，我们应尽量减少或是限制饮酒量。

现如今，很多人都是谈"癌"色变，可怕的癌症正夺走越来越多的生命。无论是报纸上还是网络上，越来越多的健康宣教也告诉我们，不健康的饮食会让你离胃癌越来越近！

为什么腌制类食品容易致癌呢？因为所有的腌制类食品中都含有一种叫作亚硝酸盐的物质，亚硝酸盐进入体内后，可以转化成亚硝胺，这是一种可严重伤害细胞的物质，长期或大量摄入亚硝酸盐就容易引发癌症。所有的腌制类食品在制作的过程中都会放入大量的盐，会导致该种食物钠盐含量超标，《中国居民膳食指南》规定每人每日盐的摄入量要小于6克，可是这样的腌制类食品中盐含量大大超出该标准，因此常常进食会加重肾脏负担。而盐分浓度高会严重损害胃肠道黏膜，常进食腌制类食品者胃肠炎症和溃疡的发病率较高。

另外，油炸类和烘烤类食品也不容忽视，因为食物在煎、炸、烤等高温加工处理过程中，容易产生一种有毒的潜在致癌性的化学物质——丙烯酰胺，而且随着温度的升高，其含量也增高，长期大量食用后人会出现瞌睡、情绪和记忆改变、幻觉及震颤等，并伴有出汗、肌肉无力等末梢神经病症，还可以引起神经系统慢

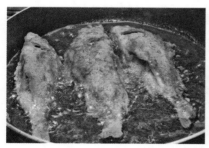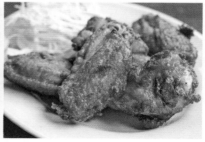

油炸类食品尽量少吃

性中毒。同时，油炸类食品常常表层炸得发硬而里面却没熟透，很可能含有病原微生物等，进食后可引起慢性炎症或寄生虫感染，机体在长期炎症刺激下就有可能出现恶变。再者，油炸类食品脂肪含量高，不易消化，常吃会引起消化不良，饱食后可出现胸口饱胀，甚至出现恶心、呕吐、腹泻和食欲不振等，容易上火，出现便秘。另外，油炸类食品中的高油脂可刺激胃肠黏膜，诱发胆道痉挛。市面上摊贩售卖的油炸类食品，很多都经高温反复加热，油脂在反复加热过程中会产生有害物质，吃了对人体危害很大。

虽然上述食品很好吃，但还是应当浅尝辄止，少吃为好。为了健康，再次倡导大家远离腌、炸、烤类食品！

小 贴 士

十大垃圾食品

（1）油炸类食品。

（2）腌制类食品。

（3）加工类肉食品（肉干、肉松和香肠等）。

（4）饼干类食品（不含低温烘烤和全麦饼干）。

（5）碳酸饮料。

（6）方便类食品（主要指方便面和膨化食品）。

（7）罐头类食品（包括鱼肉类和水果类）。

（8）话梅、蜜饯类食品（果脯）。

（9）冷冻甜品类食品（冰激凌、冰棒和各种雪糕）。

（10）烧烤类食品。

前面我们介绍了部分不健康的饮食很可能会导致胃癌甚至是其他肿瘤的发生。那么日常生活中到底什么样的饮食可以降低胃癌发生的可能性呢？

（1）食物新鲜：我们在日常生活中常常会遇到发霉变质的食品，霉变是由霉菌引起的，霉菌中有一类是产毒霉菌，有些产毒霉菌产生的毒素是很强的致癌物质。同时有些食物在产毒霉菌作用下会产生大量的亚硝酸盐和二级胺，这些物质进入机体后，在一定条件下可合成亚硝胺类化合物而致癌。所以，日常饮食中要注意食材的新鲜，少吃剩菜和剩饭。

（2）要尽量多吃新鲜蔬菜和水果：多吃富含维生素A、维生素B、维生素E的食物，适当增加蛋白质的摄入，可以保护胃黏膜。

（3）饮用水卫生：由于被污染的水源中会含多种致癌的金属离子，所以日常生活中一定要使用正规的自来水，农村地区可使用井水。

（4）避免过烫食物：进食过烫食物或进食过快都会对胃黏膜产生损伤性的刺激，容易引起胃癌的发生。

（5）少吃或不吃腌菜：腌菜中含有大量的亚硝酸盐和二级胺，在胃内适宜酸度或细菌的作用下，能合成亚硝胺类化合物，这类化合物是很强的致癌物质，所以腌菜要尽量少吃或不吃。

（6）少吃或不吃烟熏和油炸食物：烟熏的鱼和肉中会含有致癌物质，如3，4-苯并芘和环芳烃；油炸、烘烤、烧焦的食物及重复使用的高温食用油中也会产生此类致癌物质，所以应少食。

另外，食盐摄入量大、进餐时生闷气等与胃癌也有关系，应尽量避免。

生活方式健康与否的确可以影响癌症发生的概率。不健康的生活方式常可引发癌症，比如肺癌与吸烟有关，酗酒、经常熬夜和吃夜宵易被肝癌、胃癌、食管癌等盯上，而长期静坐不运动则是直肠癌的高危因素，乳腺癌与高脂肪、高蛋白质饮食脱不了干系，性生活紊乱的妇女患子宫颈癌的概率较高等。

那么，到底什么样的生活方式可能会引起胃癌呢？随着民众饮食条件的改善，由黄曲霉素、亚硝酸盐等致癌物导致的胃癌正在呈下降趋势。但生活中不良的生活方式又悄悄开始侵扰新的胃癌高危人群，尤其是在快节奏下越来越释放自我、随意生活的年轻人。另外，前面提到的喜吃烟熏、油炸和烘烤类食物，或者暴饮暴食，进食过快，进食时情绪紧张，饮酒无度，新鲜蔬菜、膳食纤维进食过少，高蛋白质、高脂肪食物进食过多，长期处于高压状态等都会诱发胃癌。

一些人长期处于高度紧张状态之下，可使大脑皮质和下丘脑功能发生改变，直接或间接通过抑制免疫系统而削弱机体对恶性肿瘤的抵抗能力。无论是胃癌还是食管癌，生活紧张状态均为其重要的危险因素之一。经常生闷气等不愉快的情绪与肾上腺激素、皮质醇、儿茶酚胺分泌增多有关，这些反应可改变机体的免疫力而易于发生癌症（无论是食管癌还是胃癌的发生均与生闷气有关）。

总之，胃癌的发生是多种因素共同作用的结果，许多生活方式可增加（如生活紧张、经常生闷气、进食干硬食物等）或降低（如多进食新鲜蔬菜、饮茶等）胃癌的易感性。因此，改变不良的生活习惯，接受健康的生活方式，将有助于预防或降低胃癌的发生风险。

9 职业与胃癌有关吗

目前胃癌的病因尚没有确切的定论，但多数研究者认为胃癌的发生是多种因素作用的结果，这个过程一般很长，因此人们应该在生活中减少与胃癌危险因素的接触机会以降低胃癌发病的风险。

国外的一项资料显示，胃癌危险性的高低与职业有关，这也就意味着某些人天天都要受到胃癌危险因素的影响，其列举出的胃癌高危职业包括煤矿工人、从事非铁金属工作的工人、翻砂工、锻工、煤气工人及暴露于矽尘的工人。

不仅如此，在一项既往的前瞻性研究中，结果提示胃癌相关病死率较高的职业有：矿工及采石工（341.9/10万）、交通运输工（140.5/10万）、服务工（124.6/10万）和印刷工（123.8/10万）；农民、伐木工、渔民胃癌病死率为118.2/10万；技工、产品加工者为116.4/10万，高于其他专业技术工的105.2/10万、售货员的96.1/10万及经理和政府工作人员的65.4/10万。由此可见，不同职业的人发生胃癌的风险概率的确有一定区别，具有危险性的职业如矿工，其胃癌发病风险比一般人群高3～5倍。

因此，从事胃癌高风险职业的人员，应定期体检，以便在胃部发生早期病变时即可及时诊断和治疗。

胃炎是任何病因引起的胃黏膜炎症，是最常见的消化道疾病之一，分为急性和慢性两类。生活中老百姓常说的"老胃病"往往有病程长、症状易反复的特点，其实更多指的就是慢性胃炎。那么慢性胃炎会导致胃癌吗？

首先，我们来了解一下慢性胃炎的分类。根据炎症发生的部位和可能的病因，临床上可将慢性胃炎分为：非萎缩性（以往也称为浅表性）、萎缩性和特殊类型三大类。这三大类胃炎各有各的特点。

（1）慢性非萎缩性（浅表性）胃炎：该类型主要是指胃黏膜的浅表性炎症，胃腺体多属正常。这类胃炎在临床上较为多见，一般也不会发生癌变。经过适当治疗之后，炎症可消退，但如果治疗不当，往往可发展成慢性萎缩性胃炎。

（2）慢性萎缩性胃炎：是指胃黏膜除了有浅表性胃炎的病变外，胃腺体显著减少，胃黏膜全层炎性细胞浸润，常伴有"肠上皮化生"，也就是说，胃的上皮细胞变成了肠型的上皮细胞。据颇具影响力的世界胃肠病学术大会报道，慢性胃窦炎伴严重萎缩者其胃癌10年累积发病率为4%～30%，慢性胃体炎伴严重萎缩者为1%～9%，而正常胃黏膜者＜1%。说明慢性萎缩性胃炎与胃癌关系密切，该类胃炎应当小心关注。

（3）特殊类型慢性胃炎：包括长期服用非甾体抗炎药或其他对胃黏膜有损害作用的物质导致的化学性胃炎，以及免疫力低下引起的各种细菌、病毒感染所致的胃炎等。目前尚没有足够证据明确这类胃炎与肿瘤相关。

因此，不是所有的慢性胃炎都会发生癌变，但慢性萎缩性胃炎可能会癌变却是事实。尽管如此，慢性萎缩性胃炎的患者也不必背上沉重的思想包袱，因为轻中度的患者经过合理、系统的正规治疗后可控制病情，甚至部分可转化为浅表性胃炎，只有一部分会进展为重度萎缩性胃炎，但只要积极治疗，定期行胃镜观察病情，及早干预，便可以将恶变扼杀于摇篮中。

小贴士

胃炎患者日常饮食要注意什么？

· 饮食要清淡、易消化，各种营养成分搭配合理，品种丰富。

· 食物要新鲜清洁，多选择新鲜的谷物粮食及水果和蔬菜。少吃各种腌制、油炸和熏烤类食物。戒咖啡、酒、辣椒和胡椒等刺激性食物；戒酸度较高的水果，如凤梨、柳丁和橘子等；有些容易产气的食物，易使患者有饱胀感，应避免摄食。此外，炒饭等太硬的食物，年糕、粽子等糯米类制品，各式甜点、糕点及冰品类食物等常会导致胃部不适，应谨慎食用。

· 进食要规律，定时定量，避免暴饮暴食。

11 "胃溃疡"和胃癌有关吗

通常我们所说的"胃溃疡"是指良性溃疡疾病，简单地说，就是胃的黏膜发生圆盘状的脱落和缺损，就好比口腔中黏膜出现的溃疡一样，边缘光整，底部洁净。而恶性溃疡，本质上是胃壁细胞已经发生恶变，通常溃疡较大但较浅，边缘不整齐，胃皱襞失去了正常胃壁的柔软性，很僵硬，并且触碰容易出血。

胃溃疡多见于青壮年，幽门螺杆菌感染和服用非甾体抗炎药是胃溃疡最常见的病因。90%的患者有上腹痛、腹胀和反酸等症状，疼痛多有规律性，呈周期性发作，一般于餐后半小时开始，疼痛持续几个小时，有烧灼感，其后逐渐消失，直到下次进食后再次出现上述节律。一般于秋冬或冬春之交发病较多。而胃癌多见于中老年人，早期胃癌70%一般起病隐匿，无明显不适。然而，一旦出现上腹痛等症状，还可伴有消瘦、贫血及颈部淋巴结肿大等表现，且进行性加重，病情发展较快。

胃溃疡应当积极治疗，并且治疗后应复查胃镜直到溃疡完全愈合，必要时应当定期随访复查。约1%的胃溃疡可能发生癌变。长期慢性胃溃疡病史、年龄在45岁以上、溃疡顽固不愈者应提高警惕。对可疑癌变者，应尽快接受胃镜检查，且胃镜下应多点取材做病理学检查。

如今随着老百姓健康意识的增强，健康体检的项目和指标也越加丰富。很多细心的读者肯定会留意到很多报告上显示了幽门螺杆菌（Hp）的检测。那么，什么是幽门螺杆菌呢？

Hp是存在于胃及十二指肠球部的一种螺旋状细菌，1982年由澳大利亚学者巴里·马歇尔和罗宾·沃伦发现，并证明了该细菌感染可能会导致胃黏膜炎症、胃十二指肠溃疡。这一研究结果也使得20多年后两位科学家荣获了2005年诺贝尔生理学与医学奖。

据统计，中国是Hp感染大国，一般人群中Hp的感染率高达50%～80%。而在慢性胃炎患者人群中筛查的结果显示，有90%～95%的人Hp阳性，远远高于其他人群。随着慢性胃炎与胃癌的研究不断深入，Hp感染与胃癌的关系也逐渐受到关注。很多研究提示胃癌高发地区Hp感染率高，Hp抗体阳性人群发生胃癌的危险性高于阴性人群。

动物实验中，小白鼠胃黏膜感染Hp后，过一段时间再观察，它们胃癌的发病率也要高于对照组动物。科学家认为，感染Hp后可能通过导致一些细胞因子的过表达、氧自由基的增加等引起胃黏膜细胞的癌变。两者确实存在关联，但胃癌的病程进展时间很长，很可能是Hp感染和其他因素共同作用的结果。

Hp阳性并不意味着将来一定会发生胃癌，因为Hp阳性仅仅是胃癌发病的一个环节，人的因素、环境因素也是至关重要的。

大多数情况下，首次幽门螺杆菌感染一般都发生在婴幼儿或儿童时期（多在10岁以前），成人之后的感染相对少见（但也存在）。主要的传染源可能来自家庭成员，如父母、兄弟和姐妹等。幽门螺杆菌主要的传播途径为口-口、胃-口和粪-口途径。

口-口和胃-口途径传播主要是随胃上皮细胞脱落的幽门螺杆菌在胃液中存活，通过胃食管反流可进入口腔，滞留在牙菌斑中，通过唾液再传播给他人。

粪-口途径传播很好理解，幽门螺杆菌通过胃肠道从粪便排出，污染食物和水源造成传播。所以亲密接触、进食被幽门螺杆菌污染的食物和饮用水都有可能被感染。

共餐是传播幽门螺杆菌的重要途径之一，就像感冒一样，"一人感冒，全家生病"的现象十分普遍。中国的饮食文化中，很多人聚餐都不习惯使用公筷、公勺，这便成了潜在的感染因素。在家庭内采用分餐制或使用公筷和公勺对于很多家庭是很难做到的，但我们仍然呼吁大家有意识地改变一些不利于健康的生活小细节，特别是在有小孩的家庭中，鼓励使用公筷和公勺。另外，在一些中国家庭中，还存在奶奶或妈妈把食物嚼了或咬下来再喂孩子，这是非常不卫生的，家人间也要注意避免互相夹菜。

可以说，幽门螺杆菌其实就是吃进去的细菌。不过，幽门螺杆菌有个弱点，就是它不耐热，经过高温消毒就可以把幽门螺杆菌杀死，或者在洗碗时将碗筷放在锅里用开水煮一会儿也可以。

14　什么是胃息肉？与胃癌有关吗

　　有些患者在做胃镜检查时，可能会看到图片上显示胃壁上有一个隆起的团块，诊断报告上写着"胃息肉"，常常误以为是胃癌的早期病变，造成了很大的身心负担。其实胃息肉与胃癌是两种不同的疾病。

　　胃息肉可单发或多发，一般分成非肿瘤性息肉（包括增生性息肉、错构瘤性息肉、炎性息肉和异位性息肉等）和肿瘤性息肉（包括扁平腺瘤即管状腺瘤及乳头状腺瘤即绒毛状腺瘤）两大类。前者占胃息肉的75% ～ 90%，大多是炎性黏膜增生形成的息肉样物。其中，炎性息肉无恶变倾向；错构瘤性和异位性息肉很少发生癌变；但增生性息肉长大后可发生局部异型增生（腺瘤性变），有可能发生恶变。肿瘤性息肉占胃息肉的10% ～ 25%，有很高的恶变倾向（可达30% ～ 58.3%），尤其是瘤体直径大于2厘米、绒毛状腺瘤、异型增生Ⅲ度者恶变率更高。还有研究提示，有胃息肉的胃内同时存在癌的发生率为7.4% ～ 13%，故在发现胃息肉时应仔细检查整个胃。

　　胃息肉不是胃癌，但是有些胃息肉有恶变的可能。因此存在胃息肉的患者应提高警惕，尽早接受治疗。

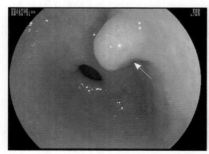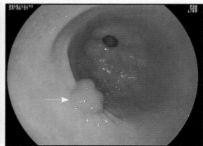

胃窦部息肉

胃癌的发生虽然与生活方式、环境因素等相关，但遗传因素也具有相当重要的作用。临床上经常会有患者和家属向医生询问诸如"胃癌会遗传吗"等类似的问题。研究表明，由于遗传的关系，子女可能会从父母那里继承一些胃癌的易感基因，从而导致胃癌的发病风险增高。

研究显示，与胃癌患者有血缘关系的亲属其胃癌发病率较对照组高4倍。目前认为胃癌的发生可能由染色体畸变引起，这种染色体畸变有时会传给后代。那是不是家里有了胃癌患者，其后代就一定会发生胃癌呢？答案是否定的！这种遗传的意义并不是直接遗传癌症这种疾病，而是遗传了个体更容易发生癌症的倾向，医学上叫作肿瘤的易感性。当机体免疫功能低下或有缺陷时，可增加并激发原本藏在患者血缘中带来的胃癌的易感性，在外在环境因素的促使下，若不能及时把突变细胞消灭在萌芽阶段，就会导致胃癌发生。而大多散发性的胃癌研究表明，胃癌的发生更多是由后天不良的饮食习惯、生活方式和居住环境等导致的。

在遗传和胃癌的关系中，最为明确的疾病是遗传性弥漫型胃癌。这是一种常染色体显性遗传综合征，有30% ～ 50%的遗传性弥漫型胃癌家族有抑癌基因 *CDH1*（编码细胞间的钙黏素蛋白）的种系突变，其特点是弥漫型胃癌，且在年轻时发病。确诊胃癌时的平均年龄为37岁，而男性与女性在80岁之前患胃癌的风险分别为67%和83%。另外，在其他遗传相关的胃癌研究中，还有研究报道提示A型血与胃癌有关联，但仅仅是与弥漫型胃癌可能相关。

所以，可以明确胃癌的近亲属是胃癌的高危人群。但也不必过于恐慌，因为这提示的仅仅是风险系数较其他正常人偏高，并不一定是必然结果。一旦成为高危人群，一方面，我们应当杜绝与胃癌相关的不良饮食习惯和生活方式等，另一方面，还要注意定期进行体检，最好是咨询医生，制订一个详细的随访计划。

小 贴 士

什么是常染色体显性遗传病？

人体有23对染色体，其中22对为常染色体，1对为性染色体。性染色体决定人的性别，男女是不同的，但常染色体男女没有区别。常染色体遗传病是指22对常染色体出现异常引起的遗传性疾病，分为常染色体隐性遗传病和显性遗传病。

常染色体显性遗传病有以下几个规律。

· 患者的父母中有一方患病。

· 患者和正常人所生的孩子中，患病和不患病的平均数相等。

· 父母中有一方患病而本人未患病时，其子孙也不会患病。

· 男女患病的机会相等。

· 患者子女中出现病症的概率为50%。

Lynch综合征又被称为遗传性非息肉性结直肠癌，是一种常染色体显性遗传综合征，特点是家族性聚集、发病年龄较早。该综合征与人体的某些基因如 *MLH1*、*MSH2*、*MSH6* 及 *PMS2* 等相关，这些基因中任何基因发生突变都会引起Lynch综合征。最近研究发现，上皮细胞黏附分子（EPCAM）基因也与Lynch综合征有关。对于Lynch综合征，一方面它是一种遗传病，另一方面它引发结直肠癌等多种肿瘤的风险很高。患该病的人一生中患结直肠癌的可能性最高，可接近80%，而且其结直肠癌的发病年龄提早，平均诊断年龄约为45岁。女性患者其子宫内膜癌终身风险较正常人增加6～20倍。胃癌是Lynch综合征常见的肠外肿瘤，有1%～13%的Lynch综合征患者患有胃癌，且发病年龄较早。

随着个体化治疗和精准治疗的进一步发展，基因检测及诊断的地位也在不断提高。在医疗条件允许的地区，推荐对可疑患者及其家人进行相关基因的检测，对基因检测提示 *MLH1*、*MSH2* 及 *EPCAM* 发生突变的患者进行筛查。

目前，对于Lynch综合征没有特别的治疗方法，主要是加强随访，患者在20～30岁就要开始进行相关高发肿瘤的随访，一旦发现有肿瘤的迹象，就应开始相应的治疗。对于Lynch综合征患者或家族中的成员，可以考虑使用广泛十二指肠镜（可探查到十二指肠下段或空肠）进行食管、胃和十二指肠检查。

家族性腺瘤性息肉病，顾名思义是一种具有家族聚集性的遗传病，是一种由名为 *APC* 的基因局部染色体突变引起的常染色体显性遗传病。本病特点是结直肠内出现大量的腺瘤样息肉，患上这种疾病的患者在 35 ～ 40 岁时，息肉病变可进展为结直肠癌。

　　患者在 5 ～ 10 岁时就会开始出现肠腺瘤，到 25 岁时约有 90% 已有腺瘤发生。这种疾病的腺瘤不像常见的腺瘤是单个或数个，而是很多个，大部分在 100 个以上，甚至数千个，布满整个结肠。如果不进行治疗，100% 会发生癌变。由此病演变而来的肠癌占所有肠癌的 0.2% ～ 1%。

　　这种疾病的息肉除了生长在结直肠外，还主要分布在胃、十二指肠等上消化道。我们知道胃内是可能长出息肉的，胃息肉中有一类叫作胃底腺息肉，这类息肉具有较低（约为 1%）的癌变风险。然而在家族性腺瘤性息肉病患者中胃底腺息肉的发生率为 20% ～ 84%。这也致使该类患者的胃息肉很可能最终会演变成胃癌。同时由于家族性腺瘤性息肉病也会增加发生十二指肠癌的风险，所以，建议怀疑患上这种疾病的患者，应当行十二指肠镜检查。如果可行的话，在胃内发现胃腺瘤样息肉或非胃底腺息肉时，应接受内镜下胃息肉切除处理。

18 哪些人属于胃癌的高危人群

我们时常听到医生说患病的"高危人群"，所谓的"高危"指的是容易使人患上某种疾病的危险因素，"高危人群"是指具有这些危险因素的群体，而"胃癌的高危人群"指的是具有胃癌危险因素的人群，他们相对于普通人群发生胃癌的概率更高，所以是预防和监控的重点对象，也是胃癌筛查的重点目标。

由于胃癌在普通人群中发病率相对较低（33/10万），且胃镜检查是一种需要侵入人体的检查，过程有一些痛苦，对于很多无症状、低胃癌发病风险的人群，没有太多理由去做胃镜检查。即使是在日本、韩国等胃癌发病率较高的国家也无法对全体人群进行胃癌普查。因此，只有针对胃癌高危人群进行筛查，才是行之有效的方法。那么，哪些人属于胃癌的高危人群呢？通过临床上多年的经验积累，医生们达成的共识如下。

1）年龄40岁以上，男女不限。

2）胃癌高发地区人群。

3）幽门螺杆菌感染者。

4）既往患有慢性萎缩性胃炎、胃溃疡、胃息肉、手术后残胃、肥厚性胃炎和恶性贫血等胃癌前疾病。

5）胃癌患者一级亲属。

6）存在胃癌其他高危因素（如高盐、腌制饮食、吸烟和重度饮酒等）。

在这六项中，只要符合第1项和第2～6项中任何一项者均应列为胃癌高危人群。对胃癌高危人群进行筛选和检测有助于早期诊断，有利于降低胃癌的发病率和病死率。

19 胃癌会传染吗

　　胃癌会不会传染呢？许多患者或家属会产生这样的疑问。可以明确地说，至今医学研究中尚没有足够的证据表明肿瘤会传染。胃癌不会传染，其他肿瘤也不会。

　　首先，我们要先了解一下疾病在人与人之间传染是如何发生的。疾病能够发生传染，首先要存在传染源，即传染源体内的病原体通过某种途径传播到另外一个人身上。传染必须同时具备3个条件：传染源、传播途径和易感染人群，三个环节缺一不可。如果患者为传染源，那么来自患者的病原体离开传染源后，在通过空气、水源、血液和分泌物或通过媒介等途径向外播散的过程中要能够存活下来，而后在易感人群中寻找到适合自己生存的宿主，进而生存下来并进行繁殖。一般病原体多为细菌、病毒和寄生虫等。根据这三个环节，第一，胃癌患者不是传染源，因为胃癌患者体内的致病因素是异常的基因，致癌基因很难通过简单的途径进入人体引发肿瘤。其次，即使把癌细胞植入到其他人体内，由于个体之间的差异，植入的癌细胞对于机体就是一种异物，机体可以通过强大的免疫排斥反应将癌细胞杀死。所以胃癌本身不会传染！

　　但我们还要注意区分一个概念，前面了解到幽门螺杆菌（Hp）感染与胃癌的发生高度相关。这个细菌是可以通过接触、唾液等传播感染的。所以Hp感染的普通人群或者是Hp阳性的胃癌患者，他们携带的Hp是可以传播的，应当注意和这类细菌携带者在用餐、使用生活日用品方面需要隔离。

　　因此，对于胃癌及其他肿瘤患者，我们不应惧怕接触，更不应该"歧视"他们，应该多从精神和心理上关爱他们，使他们增强信心，鼓起战胜癌症的勇气。

我们已经对胃癌有了比较深入的了解，知道胃癌是一种和不良生活方式、环境及遗传因素密切相关的疾病。通过生活方式的改变，可以明显地降低胃癌的发病率。特别重要的一点还是要管住我们的嘴！如避免饮食不规律、暴饮暴食；拒绝腌制、熏制、油炸类食品及隔夜菜；禁食烧烤的红肉和霉变食物；增加新鲜水果和蔬菜的摄入；注意缓解工作和生活压力；戒烟和限酒，加强身体锻炼；控制体重，减少体内脂肪储量。这些措施对预防胃癌有积极的作用。另外，许多日常食物可以预防胃癌：① 研究证实大蒜具有明显的抗癌疗效，食用生大蒜能通过降低胃中亚硝酸盐含量而减少胃癌的发生概率；② 洋葱中含有一种天然抗癌物质，研究显示，经常吃洋葱的人胃癌发病率比不吃洋葱者减少25%；③ 食用菌类（包括香菇、金针菇及木耳）、番茄和花椰菜等也具有一定的防癌、抗癌功效。

对于具有胃癌高危风险的疾病要积极进行治疗和监测，比如感染了幽门螺杆菌，要主动进行抗感染治疗。发现胃溃疡和胃息肉后，应积极接受有效的治疗，使病变范围和病变程度得到控制以降低胃癌的发生概率。

至于其他高危人群，如中老年人、胃癌患者的亲属、Lynch综合征及有胃肠道症状的人群，积极进行胃癌的定期筛查是十分重要的预防手段。

只要我们对胃癌的各种病因给予足够的重视，积极预防，定期筛查，及早诊断前期病变，尽早治疗，便可以大大降低胃癌的发病，并控制疾病进展。

　　我国是胃癌高发国家，但遗憾的是，在我国早期胃癌的发现率不足10%，也就是说，90%的胃癌患者确诊时已经是中晚期了，对于这些患者，即使接受了相应治疗，生存预后也不是很理想。然而在日本，早期胃癌的发现率可以达到40% ～ 70%，这不仅得益于国家对胃癌普查有很大的投入，而且患者的就医意识也是至关重要的。

　　一方面，要重视和胃癌相关的一些症状，早期胃癌患者可以没有临床表现，或仅有轻度消化不良的症状，如上腹部隐痛不适、轻微饱胀、食欲不振、反酸、疼痛、恶心、嗳气、进食困难等，随着病情的进展可能会出现不明原因的体重减轻、消瘦、疲倦无力和黑便等。如果有这类症状应该及时就医。

　　另一方面，提高胃癌高危人群的筛查意识。若民众能得到较好的医学知识普及，能了解自己是否已成为高危人群，提高重视程度，积极规范地进行筛查，便可能极大地提高我国胃癌检出率和疗效。尽管现在常规体检项目不断丰富，但常规体检对于肿瘤筛查缺乏针对性，目前对胃癌进行早期筛查和诊断的最好手段是胃镜检查。所以大家不要再因为"体检没啥事"就放松警觉。一旦成为高危人群，按时到医院行胃镜检查才是最有意义的。

22 如何进行胃癌的筛查

目前我国早期胃癌的诊治率低于10%，远远低于日本（70%）和韩国（50%），两个邻国就是得益于他们对胃癌已经开展了国家癌症筛查项目。胃癌筛查不仅能够提高早期胃癌的检出率，提高治疗的有效率，还可以发现一些癌前病变，可以尽早及时地治疗，从而降低胃癌的发病率。因此，提高民众对胃癌筛查的意识，在胃癌高危人群中进行筛查和胃镜早诊早治，是改变我国胃癌诊治严峻形势的高效可行途径。

从前面的内容中，我们了解到胃癌相关的高危因素包括高盐、腌制饮食，缺乏新鲜蔬菜和水果的饮食习惯；睡眠严重不足；饮食无规律、不洁饮食；工作和心理压力过大等。根据这些因素，首先应当正确区分胃癌高危人群，针对胃癌的高危人群及有症状的或迫切希望筛查的就诊人群重点进行筛查。

既往我国临床上使用的筛查手段主要有幽门螺杆菌检测、消化道X线钡餐及胃镜检查。消化道X线钡餐检查曾经是主要的手段之一，它可以通过观察胃腔内比如直径减小、狭窄、变形、僵硬和压迹等异常来发现胃内可疑的病变，但并不能确诊。随着内镜技术的快速发展，胃镜检查已基本取代X线钡餐检查成为最常用的胃癌检查手段。胃镜及胃镜下活体组织检查是目前诊断胃癌的金标准，尤其是对平坦型和非溃疡性胃癌的检出率高于X线钡餐等方法。

目前，临床上胃癌主要的筛查手段已发展为血清学检测方法、幽门螺杆菌检测和胃镜检查。血清学检测方法可评估是否存在萎缩性胃炎，萎缩性胃炎与胃癌高度相关，这已得到科学证实。例如抽血检测血清胃蛋白酶原和促胃液素-17，还可通过呼吸试验检查是否有幽门螺杆菌感染。对于胃癌高危人群，可首先通过上述方法检测是否存在萎缩性胃炎和幽门螺杆菌感染，若以上两项均没有，可每年复查一次上述项目。若幽门螺杆菌阳性，不管是否存在萎缩性胃炎均先予以根除幽门螺杆菌治疗，此后无萎缩性胃炎者每3年查一次胃镜，有萎缩性胃炎者每2年查一次胃镜。对于幽门螺杆菌阴性而存在萎缩性胃炎者则需每年查一次胃镜。当然在条件允许的情况下，胃癌高危人群也可以直接选择胃镜检查，此后按以上情况定期复查胃镜。有遗传性胃肠道疾病如Lynch综合征、家族性腺瘤性息肉病的患者应该在25～30岁开始，每1～2年行胃镜复查，同时还应进行肠镜检查，以免病变遗漏。

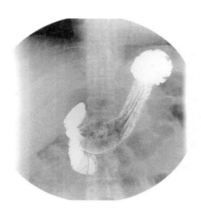

正常胃：胃黏膜皱襞排列规则

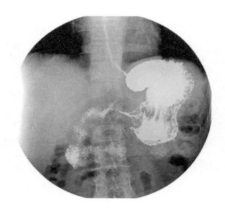

胃窦癌：胃呈鱼钩形

诊断课

胃癌早期常常没有特殊的症状，而仅有的症状也常不能引起患者的注意。那么，哪些症状应当警惕是胃癌来敲门呢？最具提示性但又容易被忽视的症状如下。

（1）消化不良、上腹部不适和隐痛：胃癌早期最常见的症状是上腹部不适和隐痛，这常常容易与慢性胃炎、胃溃疡等混淆。患者时常当作"胃炎"自行治疗，实在不好转了才会去就医，往往耽误了病情。应当了解的是，胃癌引起的腹痛一般无规律性，用些抑制胃酸、护胃的药可能会短时间内缓解疼痛，但疗效不持久。

（2）呕血、黑便：一旦发生消化道破溃和出血，便可能出现呕血、黑便症状。而胃癌伴消化道出血的发生率约有30%，可见消化道出血和胃癌关系密切。所以，一旦出现判断无误的呕血、血便，便应当及时就医。

（3）头晕、结膜发白、指甲不红润：曾经有位患者，在一次就医时医生仅仅通过检查他的眼睛和指甲便建议他去做消化内镜检查，结果诊断为胃癌。那这是为什么呢？因为结膜、指甲的苍白提示机体存在贫血，而排除铁摄入不足、有明确部位出血造成的贫血，不明原因的慢性失血很可能与消化道肿瘤有关。所以有这些症状也不能掉以轻心。

（4）乏力、明显消瘦：很多患者其实在其就诊前很早就出现了乏力、消瘦，如果没有其他症状，可能会被误以为工作疲劳或其他原因所致。胃癌在疾病发展阶段，往往由于肿瘤的消耗性，导致短时间内出现进行性消瘦，同时伴有食欲下降。所以如果排除了糖尿病、甲状腺功能亢进症、有意节食等原因，特别是近期发生体重明显下降，应当及时进行全身体检，特别要重视胃癌的可能性。

（5）恶心、呕吐：在疾病早期，有的患者由于肿瘤侵犯了胃壁内神经而导致胃消化功能紊乱，便可能会出现无明显诱因的恶心、呕吐，或者表现得并不明显，比如只是有一点恶心的感觉或者吃不了多少东西就饱了。晚期的患者则可能因为肿瘤导致幽门或者贲门部位梗阻而出现明显的呕吐。贲门处梗阻常常表现为患者进食吞咽困难，进食时有哽咽感，或者进食后短时间内便出现呕吐，呕吐物是进食的食物。幽门梗阻则常表现为患者中上腹胀满，甚至可以摸到鼓鼓的一个"包块"，一旦呕吐，则呕吐物大多是腐败伴有恶臭的宿食。

此外，胃癌相关的常见症状还可以有腹胀、颈部包块等，还有的以皮肤皱褶处过度色素沉着、反复浅表静脉血管炎症及肢体感觉和运动障碍等表现发病，这些医学上解释为肿瘤相关其他脏器功能异常导致的"副癌综合征"。但这些并不是胃癌特有的症状，很多其他良性疾病也会出现。所以在日常生活中，如果出现了上述这些情况，首先不要恐慌，但也不能无所谓，应及时到医院向医生详细地说明病情，医生会根据你的具体情况做出判断。

临床上因为黑便来就诊的患者并不少见。正常大便颜色为黄色，如果大便颜色呈黑色，也就是"黑便"出现，我们便要留心了。但黑便不等于患病，更不等于胃癌！让我们来正确认识一下黑便。

黑便是如何产生的呢？简单地说，有些是由食物引起的，称为"生理性黑便"；有些是由疾病引起的，临床上称为"病理性黑便"。出现黑便时，首先应分析一下近期的饮食，是否吃过猪血、鸡鸭血或补血的药物、保胃药物中含铋剂一类的药物，或吃过含碳的食物及西瓜等，如果是这些食物或药物造成的大便发黑（甚至有的为暗红色），停止食用后大便颜色就会恢复正常，这种生理性黑便是不需要处理的。

如果排除了饮食所导致的黑便，那可能就与消化道疾病有一定关系了，也就是病理性黑便。病理性黑便常提示上消化道出血。上消化道出血通常是指食管、胃、十二指肠、胆道及胰腺部位的出血。如果出血病变存在于胃的幽门（胃和十二指肠连接的出口）以上但出血量不大，且速度不快，或病变在幽门附近的肠腔内，血在肠道内停留时间较长就会产生黑便。若出血量较多，在肠内停留时间较短，则排出的血液呈暗红色；出血量特别大，而且很快排出时也可呈鲜红色。出血量多、速度快时还会出现呕血。

那么，哪些疾病与黑便有关呢？

（1）消化道本身的疾病：如肝硬化患者食管和/或胃底静脉曲张破裂出血，胃、肠道溃疡和炎症或寄生虫感染，还有就是胃部及肠道的息肉和肿瘤。由于肿瘤生长常伴有缺血、坏死，破溃后便会伴有出血。另外，痔疮、肠套叠、肛裂、大便干燥等也都可能会引起大便带血，但这样的血往往是混在大便中或者是附着于大便表面的鲜红色血，与黑便不同。

（2）**其他疾病**：如血液病、急性传染病、维生素缺乏症、中毒等，或药物毒性作用导致人体凝血功能出现异常时，引起消化道出血也会出现黑便。

由此看来，引起黑便的不一定是出血，更不一定是肿瘤，要结合其他症状和检查综合判断。所以大便颜色变化或大便带血时，既不要过于害怕，也不要不以为然，应该先冷静地想想自己近期的饮食，必要时及时到医院进行相关的咨询和检查。

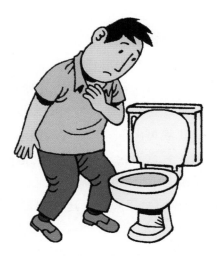

出现黑便时要学会冷静判断

什么是腹水？正常人体的腹腔内约有100毫升液体，对人体腹腔中的腹膜起润滑作用。如果腹腔内有过量的液体存在，临床上称之为腹水。腹水可由多种疾病引起，而晚期胃癌患者常常会出现腹水。

那么胃癌为何会引起腹水呢？原因可能与以下几方面相关。一，胃癌患者到了晚期其食欲很差，进食少，营养情况差。二，肿瘤细胞发生脱落进而侵犯脏腹膜或壁腹膜，并在腹腔中大量增殖，形成转移的肿瘤，进而使得腹膜的滤过屏障功能丧失，出现滤过障碍。三，癌肿压迫血管等，导致回流不畅，造成大量液体渗出到腹腔。四，肿瘤转移至肝脏，致使肝功能受到损害，进而出现肝源性腹水。另外，晚期患者因肿瘤消耗导致免疫功能极度下降也是腹水产生的一个原因。

胃癌患者出现腹水，如果放任不管就会导致腹水持续加重，这个阶段的腹水主要表现为腹水很顽固，很难控制；腹水量很大，且反复出现等。胃癌晚期腹水增长较快或大量腹水时，由于膈肌受腹水压力上抬，患者可出现气促、呼吸困难。腹水压迫胃肠道可引起恶心、呕吐、食欲不振、食量减少、饱胀感等。大量腹水压迫静脉及淋巴系统时，患者由于循环回流不畅常伴有下肢水肿。晚期患者可出现尿少、血压降低，这些均可能提示病情已至终末期。

目前，临床上主要还是以全身抗肿瘤治疗结合局部药物腹腔灌注为治疗原则，同时另一个重要的治疗手段是营养支持。胃癌患者出现腹水的预后取决于原发胃癌癌灶的类型及病期，所以尽早积极进行病因和支持治疗，是缓解病情的关键所在。

很多人以为，一旦胃里面长了肿瘤，那就是胃癌。其实这种看法是不准确的。

肿瘤主要是不同部位和组织的细胞发生异常变化，表现为细胞失去控制的异常增长。并不是所有胃里的恶性肿瘤都是胃癌，因为胃的内壁上除了胃壁上皮细胞，还有肌肉、神经、血管等不同组织的细胞。细胞种类的来源不同，产生的肿瘤也是不同的，性质也完全不同。

通常我们所说的胃癌，指的是胃壁上皮组织来源的恶性肿瘤。胃癌除了常见的腺癌、低印戒细胞癌等，还有很少见的类型，比如肝样胃癌，这是一种与肝癌细胞在组织形态学上很相似的胃癌，发病率占1.3% ～ 15%，侵袭性较强，更易于发生淋巴结及远处器官转移，且对常规胃癌的治疗方案不敏感。

另一种常见的胃部肿瘤，叫作胃间质瘤，是起源于胃肠道壁肌层的肿瘤，占胃肠道恶性肿瘤的1% ～ 3%。这种肿瘤由于它并非是胃黏膜起源的病变，所以常规胃镜很容易漏诊。需结合临床症状、CT及超声内镜引导下的内镜活检才能做出准确的诊断。诊断一旦明确，手术治疗和靶向治疗能给患者带来较大的获益，甚至根治。

还有一类不容忽视的胃部肿瘤就是胃恶性淋巴瘤。它是原发于胃壁内淋巴滤泡的恶性肿瘤，可表现为局限的原发性病变，但也常是全身性疾病的一个局部表现。

其实，胃部发生的肿瘤还有其他很多种类，各种肿瘤细胞来源不同，病变的特质也不同，表现也有一定的差异。要诊断不同的胃肿瘤最重要的是取得组织标本，通过病理学检查来明确诊断。另外，也可以通过检测一系列的肿瘤标志物以帮助明确诊断。

随着人们对健康的日益重视，对癌症的预防意识也在不断地增强，越来越多的体检中心在常规体检项目中增加了肿瘤标志物的检查。那么，什么是肿瘤标志物呢？

根据字面意思不难理解，肿瘤标志物即是能够标志肿瘤存在的物质。医学上更准确的定义是特别存在于恶性肿瘤细胞中或由恶性肿瘤细胞产生的物质，或是人体因为肿瘤的刺激而反馈性产生的物质。由于肿瘤标志物与肿瘤存在着特别密切的关系，因此通过对患者组织、体液或排泄物中的肿瘤标志物进行检测，就能在一定程度上反映肿瘤发生、发展的状况，并且还可能监测肿瘤对治疗的反应。

肿瘤标志物检测作为近年来不断更新发展起来的一项肿瘤诊断的新手段，对于早期诊断，特别是发现肿瘤的微转移具有其独特的优势。在肿瘤康复或者缓解期患者的随访中，可以比影像学检查提前半年以上发现肿瘤复发。目前已经成为肿瘤诊断的重要检查方法之一。

需要注意的是，肿瘤标志物的种类非常多，单个标志物的敏感性或特异性往往偏低，不能满足临床要求，理论上和实践中都提倡一次同时测定多种标志物，以实现对于不同肿瘤更具特异性和指向性的判断。肿瘤标志物的分析需要结合患者实际情况，从多个角度比较，才能得出客观真实的结论。某些肿瘤标志物在生理情况下或某些良性疾病状态下也可以异常升高，需要由医生结合其他检查结果综合判断。

前面我们认识了肿瘤标志物，知道肿瘤标志物与肿瘤的发生、发展有着密切的相关性。在体检中，肿瘤标志物出现升高时常会引起参检人员和家属的恐慌，尤其很多还是年轻人。那是不是体检发现肿瘤标志物升高，就一定是患上了肿瘤呢？肿瘤科医生首先回答大家：肿瘤标志物升高不等于患上肿瘤！

肿瘤标志物虽说是人体在肿瘤发生或发展过程中产生的物质，但很多在正常人体状态或良性疾病的情况下也有不同程度的表达。至目前为止，临床上已知的肿瘤标志物没有一个能百分之百地指示肿瘤，例如肿瘤标志物大家族中的"明星"——甲胎蛋白（AFP），很多人都知道如果甲胎蛋白被检测到异常升高，往往提示很可能患上了肝癌。但实际上，甲胎蛋白是人体发育过程中原本只在胚胎时期合成的一种蛋白质，并随着胎儿的出生而逐渐停止合成分泌。但因某些因素，特别是肿瘤，会使机体原本"关闭"的闸门再次激活，重新分泌这种胚胎、胎儿时期的蛋白质，这是一种"返祖"现象。因此不难理解，这种现象不仅在肝癌时会出现，而且在怀孕的妇女，或者与生殖胚胎等相关生殖系统肿瘤中也可能出现，另外，在很多良性疾病如肝炎、肝硬化、肠炎等状况下也有可能异常表达。

有研究提示，检测者的年龄对肿瘤标志物的浓度有着显著影响。据研究报道，通过检测66～99岁健康人的CA19-9、CEA、CA72-4、CA15-3、AFP及PSA等浓度，这些人中至少40%的个体有一种标志物浓度出现升高。如果检测者近期使用过药物，或食用过某些食物如菌菇类等，也可能会使糖类抗原标志物升高。另外，检测时采集血或者组织样本的操作、时间是否妥当，比如样本被唾液污染可能使得CA19-9浓度升高。各实验室的检测方法不同也会影响检测结果的准确性。

医生建议：检测出肿瘤标志物升高时，不要过分惊慌，但也不能不引起重视，应当选择复查。如果复查后肿瘤标志物正常了，往往提示是由非癌症因素引起的，如果复查确认了肿瘤标志物异常，应及时到肿瘤专科就诊，请医生帮助诊治，尽早发现可能存在的良性或恶性疾病。如果全面检查后未发现明显的异常，应该每2～3个月复查肿瘤标志物，根据肿瘤标志物检查的结果，决定何时重复进行各项检查。

小 贴 士

临床上肿瘤标志物的用途有哪些？

- 肿瘤的早期发现。
- 肿瘤普查、筛查。
- 肿瘤的诊断、鉴别诊断与分期。
- 肿瘤患者手术、化疗和放疗疗效监测。
- 肿瘤病情复发的参考指标。
- 肿瘤患者的预后判断。
- 帮助寻找不知来源的转移肿瘤可能的原发灶。

对于胃癌，目前仍缺乏非常具有特异性的标志物，寻找胃癌特异性标志物将是全球肿瘤科学工作中的研究热点。在临床上，目前仅有某些标志物可以提示消化道来源的肿瘤可能性大，简单地罗列如下。

（1）CEA：是一种糖蛋白，存在于胚胎胃肠黏膜的上皮细胞和一些恶性肿瘤细胞的表面。有研究提示40%～70%的胃癌患者血清CEA水平高于正常值。但CEA升高也可见于结直肠癌、胰腺癌、乳腺癌、肺癌、甲状腺髓样癌及某些非癌疾病。因此，CEA诊断胃癌的特异性不高，可用于分析疗效、判断复发和转移。

（2）CA19-9：是一种高分子量糖蛋白，不具有某种器官特异性，在多种器官的腺癌中都可能升高，如胰腺癌、胃癌、结直肠癌及肝癌、胆管癌等。CA19-9是至今报道的对胰腺癌敏感性最高的标志物，高于90千单位/升（kU/L）考虑胰腺癌可能性很大。CA19-9检测在胃癌患者中的阳性率为42.7%～50%，与CEA联合检测时阳性率达70%。并且它可作为这些消化道肿瘤患者的预后判断和疗效评估的指标。

（3）CA72-4：一种高分子量的类黏蛋白分子，在胎儿组织中表达，在正常成人组织中几乎不表达。是目前诊断胃癌的最佳肿瘤标志物之一，对胃癌有较好的特异性，敏感性为28%～80%，与CA19-9及CEA联合应用可以检测出70%左右的胃癌。并且其与胃癌的分期相关，分期越晚或者出现转移的胃癌患者，其CA72-4检出率远远高于早期患者。另外，CA72-4在其他胃肠道肿瘤、乳腺癌和卵巢癌中也会不同程度地被检出。

（4）CA50：与CA19-9相似，可用于监测进展期的胃癌、结直肠癌、胰腺癌和胆囊癌。在肿瘤识别方面，由于CA50在很多肿瘤中都有表达，特异性较CA19-9差。有报道在萎缩性胃炎患者的胃液中CA50的浓度较正常人有显著改变，因此，CA50可作为萎缩性胃炎的诊断指标之一。

另外，还有其他一些标志物可能与胃癌相关，但临床意义不大。针对胃癌，建议联合检测CA72-4、CEA和CA19-9，联合检测可提高胃癌检出的特异性和敏感性。尽管如此，这些标志物不能作为诊断肿瘤的绝对依据，其检测结果必须与患者的症状、体征、内镜检查、X线检查、超声检查及细胞或组织病理学检查等各种诊断结果相结合，进行综合判断。

小贴士

常见肿瘤的相关肿瘤标志物

肺 癌	乳腺癌	胃 癌	胰腺癌	结直肠癌
CEA（腺癌）	CEA	CEA	CA19-9	CEA
SCC（鳞状上皮癌）	CA15-3	AFP	CEA	CA19-9
CYFRA（非小细胞肺癌）		CA19-9		
NSE（小细胞肺癌）		CA72-4		CA72-4
Pro GRP（小细胞肺癌）				

注：本表格参考日本医院检查项目制作

一种疾病的诊断包括多方面的内容，临床上称之为"证据"，其中包括症状、体征和辅助检查。症状是患者自己主观上感受到的身体变化；体征是医生通过自己的感官（看、听、触摸）和简单的工具（如听诊器）发现患者身体的变化；辅助检查包括的内容就比较多了，简单的有胸片、心电图、血液检测，复杂一些的有CT、磁共振成像（MRI）、内镜检查（如胃镜）、病理学检查等。任何一种疾病得到诊断，都需要这些"证据"的支持。在这么多证据中，哪一项最具权威性则哪一项被称为"金标准"。

在胃癌的诊断中，除了临床症状及体征外，比较重要的项目还有血清肿瘤标志物、胃镜、CT或MRI、病理学检查等。其中，病理学检查结果最为准确和可靠，是胃癌诊断的"金标准"。虽然影像学检查技术飞速发展，但也只能做到对疾病的定位或半定性诊断。而病理学检查则不同，它可以通过组织细胞的形态特征和特别分子表型来确定疾病的来源、性质。可以最靠近事实真相地告诉临床医生患者的病变究竟是炎性疾病还是肿瘤。如果是肿瘤，是良性还是恶性、是哪种类型的肿瘤等，为临床医生提供准确的诊断。同时由于病理学检查可以道出肿瘤的特性，如是鳞癌还是腺癌、有没有特别相关基因的表达等，医生可以有的放矢，根据每个患者不同的病理特点制订不同的治疗方案，为医生制订治疗方案提供了最可靠的依据。

但是病理诊断也有局限性，任何一种病理学方法的病理诊断，都必须综合分析临床表现、手术所见、肉眼观察与镜下组织或细胞特征以后才能做出，有时还必须结合组织化学、免疫化学或超微结构的改变甚至随访结果才能最后明确。病理诊断是一项需依赖经验积累的工作，不同水平的病理科及病理医生对疾病的判断可能会有一定的差异。另外，病理学检查所需的组织标本及切片均属小部分取材，而最终在镜下见到的更是病变的极小一部分，因此有时不能代表整个病变，可能会产生抽样带来的误差。尽管如此，目前肿瘤的诊断仍然是通过病理学检查来明确。

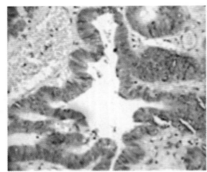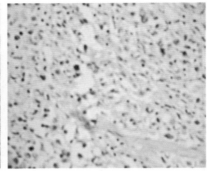

病理学检查：胃癌细胞核大、深染，形态上甚至失去了正常的胃黏膜腺体结构

胃镜，顾名思义是可以观察人体胃内实际情况的镜子。最早的胃镜是由德国人库斯莫尔（Kussmaul）受到江湖吞剑术启发而发明的，它是一根长金属管，末端装有镜子，直接伸入胃内观察，这种胃镜非常容易刺破食管，所以难以推广。如今，随着科学技术的发展，胃镜已从最初的硬式胃镜、半可曲式胃镜、纤维胃镜发展到目前安全简便的电子胃镜。电子胃镜的主要组成部分是一条纤细又柔软的管子，它是由黑色塑胶包裹的光导纤维，最前端装有可视镜，可以将食管、胃及十二指肠内的真实情况显示在电视屏幕上，便于医生观察。

通过胃镜检查发现可疑病变时，医生可通过胃镜的钳道钳取组织标本送到病理科检验，根据病理学检查结果明确诊断，这就是怀疑胃癌时要做胃镜检查的原因。一方面，早期胃癌可能仅表现为胃黏膜颜色改变，目前的影像学技术如X线、超声及CT均无

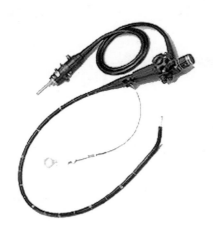

胃镜

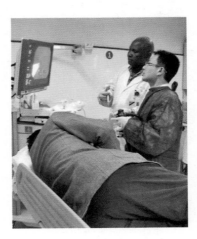

医生通过胃镜的钳道钳取标本

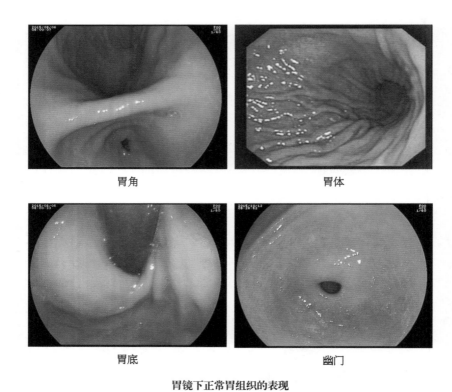

胃角

胃体

胃底

幽门

胃镜下正常胃组织的表现

法发现，而胃镜可通过直视观察发现可疑的病变部位。另一方面，即使肿瘤体积较大，已通过影像学检查发现，也应该通过胃镜获取活检标本，待病理学检查后明确肿瘤是良性还是恶性，若是恶性还应进一步明确分型，以指导下一步治疗。甚至一些非常早期的胃癌可以在胃镜下直接治疗，使患者免受手术之苦。因此，在怀疑胃癌，又可排除操作禁忌（如全身状况极差或有严重的心、肺疾病行胃镜检查有危险的患者）时必须行胃镜检查。

虽然胃镜是诊断包括胃癌在内的许多上消化道疾病的可靠方法，但是它确实会给患者带来不同程度的痛苦和不适感，很多人一听到要做胃镜就很害怕。因此，无痛胃镜检查便应运而生。

无痛胃镜是在进行胃镜检查前，先由麻醉师给患者注射一定剂量的短效麻醉剂，使患者迅速进入睡眠状态，然后进行胃镜检查，在检查过程中患者不会感觉到痛苦，检查结束后一般可迅速苏醒。无痛胃镜的好处在于，一方面可以消除或减轻患者在检查过程中的紧张焦虑和不适感，适合紧张胆怯的患者，也有助于消除患者对再次检查的恐惧感。另一方面，普通胃镜检查过程中容易发生咳嗽、恶心、呕吐、心率增快、血压升高和心律失常等不良反应，甚至诱发心绞痛、心肌梗死、卒中或心搏骤停等严重并发症，无痛胃镜可降低发生这些并发症的风险，并可减少操作过程中的机械损伤。

然而，并不是每个人都适合接受无痛胃镜检查，以下几类人不适合接受无痛胃镜检查。

1）不适合进行普通胃镜检查的患者。

2）严重心、肺疾病，如未控制的严重高血压、严重心律失常、不稳定型心绞痛、急性呼吸道感染、哮喘发作期等患者。

3）严重消化系统疾病，如肝功能衰竭、急性上消化道出血伴休克、胃肠道梗阻伴有胃内容物潴留患者。

4）没有亲属陪同的患者。

5）患者年龄太大（超过70岁）或太小（小于18岁）。

相对于胃镜这样的传统插入式内镜, 胶囊内镜是近年来的新兴技术, 其全称是"智能胶囊消化道内镜系统", 外形与普通胶囊无异, 但内部却大有文章。

胶囊内镜由微型照相机、无线收发系统和数字处理系统组成。受检者经过药物清肠后, 将胶囊内镜用水吞服, 胶囊内镜进入体内后, 便可借助人体消化道的蠕动在整个消化道内运动, 同时以最少每秒2张的速度不断拍摄照片, 无线系统将图像传送到体外的接收器, 医生便可通过这些图像观察受检者整个消化道的情况。待6～8小时后电池用尽, 胶囊便可随粪便排出体外。其优点是安全、舒适、卫生(胶囊内镜均为一次性使用)和操作简便等; 不足之处是, 由于不是连续拍摄, 视野仍有一定的盲区, 且只能进行观察, 无法进行活检和治疗。同时, 由于胶囊内镜检查的费用较高, 因此受检者需要符合适应证。

目前胶囊内镜主要用于不明原因的消化道出血、缺铁性贫血及无法解释的腹痛和腹泻等, 尤其是在探查既往不易发现的小肠疾病方面有独特优势。而其对胃的检查效果不如胃镜, 不应将胶囊内镜误认为是胶囊胃镜。除了不能活检与治疗外, 由于胃内有很多黏液, 胃镜检查时可通过反复注水后抽吸来清除这些黏液, 而胶囊内镜无此项功能, 其摄像头容易受黏液干扰, 造成漏诊。因此胶囊内镜不适用于诊断胃癌, 怀疑胃癌时应该尽快行胃镜检查。

超声胃镜（EUS）是一种将超声波和胃镜合二为一的机器，它将微型的高频超声探头安置在胃镜内镜镜头前端，当内镜进入胃腔后，通过内镜不仅可以像常规胃镜一样观察胃壁内的形态，同时又可以实时超声扫描，以获得管道壁各层次的组织学特征及胃与周围邻近脏器的超声图像，从而判断胃和邻近脏器的关系。

简单地说，胃镜就像一双进入胃腔的眼睛，可以看到胃壁各部位的形态和结构，但是对于胃壁以外究竟发生了什么及胃和其他"邻居"的关系就不得而知了。而超声内镜就像给胃镜加上了一双"透视眼"，可以帮助医生更加清楚地全面了解胃疾病的相关信息，做出可靠的病情判断。

在临床上，超声胃镜在以下几种情况下使用最为广泛。第一，胃壁隆起性病变。在胃镜下如果单纯地看到胃壁有一个隆起，但很难区别这个隆起是胃壁本身生长的凸起（比如胃间质瘤），还是胃壁之外器官的异常压迫造成的。这时，超声内镜下的探头就可以观察，根据隆起病变的结构变化做出更准确的判断。第二，准确探测胃部病变的深度。胃癌诊断明确后，手术前对于肿瘤侵犯的深度单纯胃镜是没法判断的，为了让手术医生更好地了解胃癌的状况，超声内镜便可以指导肿瘤具体侵犯到胃壁的哪一层，具体分期如何，从而给医生在决定应用哪一种手术方式时提供有力依据。第三，对胃周围器官或病变进行活检。除了直接观察外，超声内镜还有一个巨大的优势，就是可以在超声观察胃周围器官或邻近病变时，同时进行穿刺活检取得组织，揭开病变的真实面目，比如邻近胃的胰腺病变、胃周淋巴结活检等。这些操作在体外是很难通过其他方式进行的。

　　"钡餐"检查指的是钡剂造影，就是受检者将作为造影剂的钡剂喝下，然后进行X线检查，当X线透过人体时，医生通过显示器间接观察被钡剂充盈的食管、胃和十二指肠的形态、大小、位置及蠕动情况等，并进行摄像，结合临床表现做出综合判断。虽然钡是重金属，但用于钡餐检查的钡剂是医用硫酸钡混悬液，不会被人体吸收，因此基本无毒。

　　以往有胃部不适的人到医院就诊时，常会面临两种选择，是做胃镜还是做钡餐。钡餐检查操作简单、方便，患者痛苦小，价格相对低廉，是胃癌诊断的传统影像学检查方法，此方法能对胃癌进行定性诊断，同时还能清楚地显示病变范围，其可以发现最大直径小于1厘米的小胃癌甚至小于0.5厘米的微小胃癌，因此钡餐检查可以对可疑胃癌患者进行筛查，是一种常规影像学检查手段。随着胃镜设备的改进和内镜医师技术的进步，胃镜的优势已经完全显现，已成为目前当之无愧的首选检查。因为钡餐常常显示不够清楚，诊断效率明显低于胃镜。患者做完钡餐检查没发现问题，也不能证明就没问题，还需再做胃镜进一步排除；如果发现有问题，也先不要着急，有可能是假阳性，同样需要再行胃镜检查以进一步明确。

　　但在以下情况钡餐检查仍有其独特的价值，如弥漫浸润型胃癌由于受累范围广，胃呈革袋状，被称为"皮革胃"，胃镜下由于没有明显的新生物，有时难以发现，活检深度不够的话也难以确诊，而在钡餐检查下，该类胃癌可表现为胃壁僵硬，失去蠕动，为诊断提供线索。对于不能接受胃镜检查的人，钡餐也可作为替代措施。另外，若胃癌患者出现吞咽困难、餐后呕吐等表现时，钡餐可用于明确是否存在上消化道梗阻。

首先，在胃镜检查前，应注意以下几点。

1）检查前需禁食、禁水8小时，胃镜检查前日晚餐最好进食易消化、低纤维的食物。重症及体质虚弱禁食后体力难以支持者，检查前应静脉注射高渗葡萄糖溶液。

2）降压药或冠心病用药可在早上7点前照常服用（尽量少喝水）。阿司匹林等药物需停用一周，胃镜操作后需征得医师同意方可继续服用。

3）检查前一日禁止吸烟，以免检查时因咳嗽影响插管，禁烟还可以减少胃酸分泌，便于医生观察。

进入胃镜室后，在检查前10分钟将麻醉剂全部倒入口内，使其在咽喉部停留1～2分钟，然后缓缓咽下。很快就会觉得舌头和咽喉部有麻木感。检查前摘去口中的单个假牙，然后按照医生要求，左侧位躺在床上，咬着圆口胃镜咬嘴，胃镜从中间圆孔穿过，经过咽喉时，医生会提示做吞咽动作，引导胃镜进入食管。入镜后不能再用牙齿咬镜，以防咬破镜身的塑料管，身体和头部不能转动，以防损坏镜子并伤害内脏。侵入性操作多少会有些不适，检查时应尽可能平静，用鼻子吸气、口呼气，检查中做轻微吞咽动作，可以减少呕吐感，听医生指令尽可能配合。一般10分钟左右可结束操作。操作过程中，尽量避免剧烈的呕吐动作，如果实在受不了，可以用手势示意医生停止。

胃镜检查后2小时左右可以少量进食，检查当日以吃温凉的牛奶、粥、面条为宜。如没有明显症状，次日基本可以恢复以往饮食。

胃癌可分为早期胃癌和进展期胃癌，既往患者往往到有明显症状时才来就诊，此时多已发展为进展期胃癌。随着胃镜诊断技术的发展和人们健康意识的增强，早期胃癌的诊断率有所提高。早期胃癌在普通白光胃镜下没有特征性的表现，可能仅表现为胃黏膜局部颜色变化，容易和胃炎混淆。目前一些新的胃镜诊断技术有助于医生发现可疑病变，如化学染色内镜，它可使癌性病灶显示出不同于正常胃黏膜的颜色，再如电子染色内镜中的窄带成像技术，它可以使胃黏膜表层的血管显示得更加清楚，还有放大内镜、激光共聚焦显微内镜等。以上各种内镜检查技术联合应用将会大大提高早期胃癌的诊断率。

进展期胃癌在胃镜下表现明显，如表面凹凸不平、体积较大、活检易出血等，大多通过肉眼观察就可以做出拟诊。其大体形态可分为4型。Ⅰ型：息肉型或蕈伞型，即肿瘤呈结节状，像息肉一样向胃腔内隆起生长，边界清楚。Ⅱ型：溃疡型，表现为单个或多个溃疡，与良性溃疡相比，恶性溃疡边缘常有结节样隆起，底

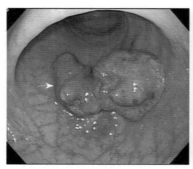

Ⅰ型：息肉型或蕈伞型

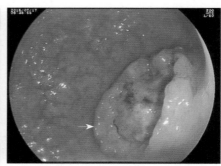

Ⅱ型：溃疡型

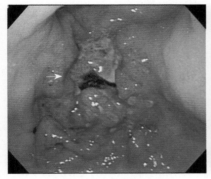
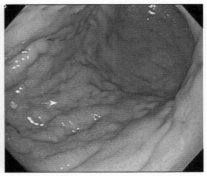

Ⅲ型：溃疡浸润型　　　　　　　　　　　　Ⅳ型：弥漫浸润型

部可覆有污秽的苔，边界较清楚。Ⅲ型：溃疡浸润型，表现为隆起的结节状的边缘向周围胃组织浸润，与正常胃黏膜没有清晰的分界。Ⅳ型：弥漫浸润型，癌组织发生于胃黏膜表层下，在胃壁内向四周弥漫浸润扩散，同时伴有纤维组织增生。病变如累及胃窦，可造成狭窄；若累及全胃，可使整个胃壁增厚、变硬，即为"皮革胃"，此型在胃镜下诊断有一定困难。

在医院的消化内科门诊，医生发现了近两年出现的两个有意思的现象：一是要求检查幽门螺杆菌（Hp）的患者越来越多；二是Hp检查结果阳性者要求治疗的越来越多。这主要还是来源于大家对Hp与胃癌有可能相关的担忧。随着检查人数的增多，也发现了患者对相关检查存在一定的误区。有的人道听途说，认为呼气试验省时又省力，也避免了胃镜侵入性检查带来的不适，只需要到医院"吹两口气"就可以确定是否感染了Hp。

的确，呼气试验因其简单易行，已成了临床检查Hp的常用方法，但是呼气试验的准确性是不及胃镜直视下取组织样本检查的。因为呼气试验显示阴性并不一定就代表着没有感染。不同疾病状态也可影响检测结果，如消化道溃疡导致的活动性消化道出血、严重的萎缩性胃炎、胃恶性肿瘤均可能影响呼气试验的结果。老年慢性胃炎、消化性溃疡等患者可能更容易出现假阴性结果。另外，进行呼气试验之前，要求受检者必须停用抗生素和铋剂30日，停用质子泵抑制剂2周，检查前禁食6小时以上。而很多初诊者有症状时可能已经自行服用过药物，这样可能使得结果有一定偏差。或者受检者没有空腹，胃中有食物时，口服的^{14}C尿素胶囊难以与胃黏膜接触，也会影响结果。临床上，呼气试验更多地用于患者Hp根除治疗后疗效评价和复发诊断。

所以，该检查是有一定适宜人群和相应适应证的，并不是适合所有人进行Hp检测的手段。想要得到客观的结果，建议还是应当到正规医院由医生进行评估后，在合适的时间，采用合适的方法进行检测。

PET全称为正电子发射计算机断层扫描，PET-CT是一种将PET（功能代谢显像）和CT（解剖结构显像）两种影像技术有机结合在一起的影像学检查方法。它是将 ^{18}F-FDG注射到人体内，然后采用体外探测仪（PET）探测这些正电子核素在人体各脏器内的分布情况，再通过CT技术为这些核素的分布情况进行精确定位。

PET-CT可以从形态学与功能学两个方面对胃癌进行检测及全面分析，在胃癌术前分期、预后评估及疗效监测方面具有一定的指导意义。但是对于一些低摄取 ^{18}F-FDG的胃癌，如黏液腺癌、印戒细胞癌等诊断效能较低，会产生假阴性。而且PET-CT对一些早期胃癌的检出率低于钡餐及胃镜检查。不是所有的胃癌都能通过PET-CT诊断出来，PET-CT对于胃癌的诊断价值更多地体现在判断是否有淋巴结及其他组织器官转移、治疗疗效评估、术后监测是否复发等方面。PET-CT检查能对胃癌进行分级、分期，可一目了然地掌握胃癌全身累及情况。

小 贴 士

尽管PET-CT检查是一种较为先进的检查手段，但也存在一定的不足，特别是对胃肠道肿瘤的检出率不高，而且价格较为昂贵，所以不作为常规检查手段，只是在其他检查不能确定性质的时候作为补充的检查方法。

40 做一次PET-CT等于接受了30年的辐射吗

PET-CT的出现确实是医学影像学发展史上一次具有变革意义的事件，不可否认它具有前所未有的成像功能及诊断潜能，但PET-CT也的确存在着放射性同位素辐射和X线辐射的问题。那么到底这种辐射是不是如流传的那样，"做一次全身PET-CT相当于一个正常人1小时内接受了30年的辐射剂量"呢？

早期第一代PET-CT，做一次检查患者所接受的辐射剂量为4.6～6.2毫希，但是随着设备的更新换代，现在最新的PET-CT已使受检者的辐射剂量下降到约3.8毫希，而普通人每年接受的天然辐射剂量为1～2毫希，因此"做一次PET-CT等于接受了30年辐射"的说法是不科学的。

虽然PET-CT检查有一定辐射，但对于有适应证的患者来说，接受PET-CT检查的益处要明显大于辐射风险，所以对于有需求的患者可根据病情及治疗决策来决定是否需要行PET-CT检查。

做完PET-CT检查后，被检者要多喝水，这样有利于^{18}F-FDG的代谢和排出，一般在2～3小时后，注射到人体内的显像剂就可以通过尿液全部排除干净。同时还可适当食用些绿茶、胡萝卜或橘子、苹果等，能在一定程度上减少PET-CT检查辐射对身体造成的损伤。

对于常见的这些影像学检查方法，患者应该如何进行选择呢？

前面我们详细地介绍过钡餐检查，钡餐检查操作简单、方便，患者痛苦小，同时价格相对低廉，在早期胃癌的诊断、胃癌高危患者的筛查中可得到很好的应用。但是钡餐检查具有一定的局限性，其对于肿瘤与周围组织的关系及其他脏器和淋巴结有无转移等则无法了解。此种情况下便可选择CT进行进一步检查，CT不仅能显示胃癌在胃腔内或胃壁内的生长情况，而且还可以显示胃癌胃腔外生长、侵犯周围器官和远处转移等情况，具有独特的优越性，对胃癌诊断、分期、分型及术前评估、术后随访具有很高的准确性及重要的临床价值。

PET-CT在许多肿瘤的诊断和分期中已被广泛使用，但PET-CT并不是常规用于胃癌诊断的影像学手段，对于一般检查就可以诊断的首次原发早中期胃癌，可经过重点部位的常规CT排除其他脏器转移即可，一般可以不使用PET-CT。若怀疑胃癌，但其他检查显示原发灶不明或全身状况不清楚时，推荐使用PET-CT进一步

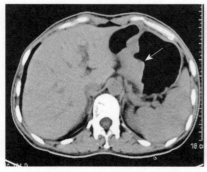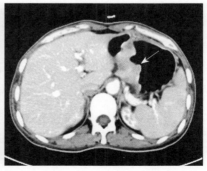

CT示胃角处胃癌，可见胃小弯处胃壁局限增厚并形成肿块突向胃腔内（箭头所指）

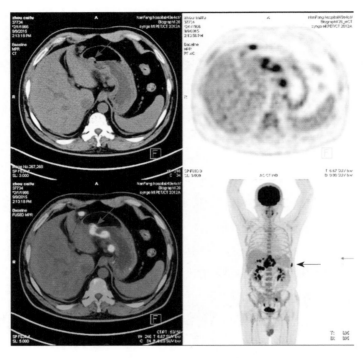

PET-CT示胃窦、胃角区局限性增厚并代谢增高（红箭头），胃小弯旁、胃窦旁可见多发高代谢淋巴结影（蓝箭头），左侧第10肋及骶骨左侧多发高代谢灶（黑箭头）。PET-CT诊断为胃癌并周围淋巴结、远处骨转移

明确。PET-CT对胃癌远处转移病灶检出率优于CT，其敏感性已得到广泛认可。同时，对于术后辅助治疗的患者，鉴别肿瘤复发与治疗后纤维化，PET-CT也是推荐的检查手段，尤其是对于肿瘤标志物持续升高，而CT与MRI检查阴性者，PET-CT往往可以发现隐匿性转移灶，从而改变肿瘤的分期与治疗方案。但前面我们也提到了PET-CT的局限病理种类，应当酌情使用。

MRI和CT虽同属于影像学检查，但两者之间还是存在差别。

（1）对疾病诊断的侧重点不同：对于中枢神经系统（包括脑、脊柱）、五官系统、头颈部及四肢关节骨肌系统，尤其是软组织内的病变，MRI比CT具有更高的组织分辨力。而对于具有生理运动功能的器官（如心脏、肺、肝、胆、脾、胰等）及较长范围器官组织（如胸主动脉、腹主动脉或上下肢动静脉等）的病变，如肺癌、肝癌及肿瘤相关常见的肺栓塞等，更倾向于用CT检查。故为了明确胃癌转移至软组织后病变的范围及与周围脏器的关系，MRI会更有优势。而在常规的胸部和上腹部的病情评估中，常选择CT。

（2）适用人群范围不同：由于检查原理不同，对受检人群的适用范围及要求也不一样。MRI相当于把人放在一个磁场里，虽没有辐射，但检查时间较长，而且对患者体内是否有金属物品要求严格。如果体内装有金属支架或装置，如起搏器、心脏支架、人工关节、假体、弹片等是不适宜行MRI的。而对怀孕期妇女、具有幽闭恐惧症、躁动不配合的患者，则需慎重选择MRI。

CT是借助X线成像，具有一定辐射性，但检查时间较快，常规剂量并不会对人体造成辐射相关的伤害，所以大家无须惧怕。但在肿瘤病情的判断和评估中，往往需要接受增强CT。所谓增强CT，即在CT检查同时利用造影剂显示血流灌注的情况，以帮助医生判断病情。若患者对造影剂（如碘）过敏，会出现呕吐、头晕或者过敏。所以对于碘过敏或脏器功能较差的患者，可以只做"平扫"，不做"增强"，以免加重患者的病情及产生不良影响。

胃癌有着侵袭和转移的特性，在胃癌晚期，肿瘤细胞可能经过淋巴、血液等途径到达全身各脏器，肝脏和肺是胃癌最常见的转移部位，胃癌还可能出现在脑、骨和肾等。此外，胃处于腹腔中，胃癌还可能突破胃壁出现腹腔、盆腔、卵巢等部位的种植转移。

一般而言，如果患者在明确诊断为胃癌时，同时发现肝脏或肺内有肿块，首先考虑是否是胃癌发生了转移，如果这些肿块比较符合转移癌的特点，如影像学检查CT或MRI显示为多发的、类圆形的、散在分布的病灶，多认为是转移而来的。但究竟是不是转移病灶，影像学检查还无法很准确地给出答案。

另外，一些良性疾病，如肝脓肿、肺结核，有的时候看上去和转移性肿瘤形态比较相似，不容易区分，这时候就需要病理学检查来进行鉴别，穿刺活检就是一种比较快捷的获得病理学标本的方法，操作较为简单，对患者伤害也比较小。还有一种情况就是，除了胃癌以外，患者肝脏或肺里面又长出了新的原发肿瘤病灶，称之为"第二肿瘤"，"第二肿瘤"和胃癌转移形成的肿瘤相比，它们来源的组织细胞完全不同，特性不同，治疗方法也不同，所以就更需要穿刺活检来明确诊断。

医生会根据患者的具体情况来决定是否需要进行肝穿刺或肺穿刺检查，此时患者如果有疑问，应与医生充分交流，明白穿刺活检的意义所在，这样就可以消除顾虑，积极配合检查。

一般人看来，肝穿刺或肺穿刺实在是一件令人担惊受怕的事，经皮肝穿刺或肺穿刺检查安全吗？这种顾虑在病情需要进行穿刺活检的患者和家属当中并不少见，而且他们经常会问："会不会把肿瘤穿破了而引起肿瘤扩散？"其实大可不必过度担忧。

经皮肝穿刺或肺穿刺活组织检查，就是从肝脏、肺中取出一些组织做病理学检查，目前肝穿刺一般是在B超引导下，采用穿刺针快速从体表进出肝脏，从而获得肝组织标本。肺穿刺一般是在CT引导下进行，同样采用穿刺针定位后很快便完成操作。它们具有适应证广、损伤小、操作简单及诊断迅速和可靠等特点。

肝穿刺和肺穿刺是侵入性的有创检查，不可避免地会出现穿刺并发症的可能，最常见的轻度并发症有疼痛、活检部位局部短暂的不适，肺穿刺还可能会引起轻度气胸。此外，这两种穿刺还有出血、感染等风险。但临床工作中这些情况并不多见，而且在操作之前会进行相关的检查，如血常规、凝血功能等，了解穿刺的风险，且这些穿刺并发症通常比较轻微，经过一定的治疗，甚至是不需治疗基本上都能恢复。穿刺时基本上是在B超或CT定位下进行，一方面避免了由于反复穿刺而带来的损伤；另一方面也使得癌细胞因为穿刺发生种植转移的风险大大降低。据文献报道，由穿刺活检造成的种植转移的发生率为万分之四到千分之四。这种风险相对于迅速明确诊断、及时合理治疗来讲是微不足道的。

只要排除了穿刺的禁忌证，如出血倾向或凝血功能障碍、大量腹水或胸腔积液、严重阻塞性黄疸、严重肺气肿等，在穿刺前做好充分的准备，穿刺时仔细操作，穿刺后密切观察，基本上都可以保证安全。

对肿瘤进行分期是一个评价体内恶性肿瘤数量和位置的过程。肿瘤分期是根据体内原发肿瘤及播散程度来描述恶性肿瘤的严重程度和受累范围。全球采用一致的按肿瘤范围进行分期的原则，是为了有一个能被所有医生接受，能较准确、全面、客观评估疾病的解剖范围，反映每个患者肿瘤病情的标准。这样无论是外科医生、内科医生，还是放疗科医生都可以同样的标准，毫无歧义地传递患者信息、交流病情，做出预后判断和制订最有效的治疗方案。为了做到这一点，各国的临床医生做出了很多努力和交流。

目前在各种实体肿瘤的评价中，由美国癌症联合委员会（AJCC）组织编写的TNM分期，已被全世界广泛接受和使用。TNM分期系统基于以下三方面内容的评估：T代表原发性肿瘤的范围，脏器的浸润深度。N代表是否存在肿瘤邻近区域淋巴结转移及转移的程度；M代表是否存在除了原发病灶以外的其他器官、部位的远处转移。这三方面内容加上数字表明恶性病变的程度，如T的分级包括x、1、2、3、4，N的分级包括x、0、1、2，M的分级包括0、1，其中x的意思是不清楚或不能确定。

将T、N、M结合起来，就可以较好地反映出肿瘤在体内的状况。它们三者不同的组合如$T_2N_0M_0$、$T_4N_3M_1$等，预示着不同的疾病 I ～ IV 不同的分期，同时也提示病情早、中、晚期。临床医生将根据不同的分期来制订后续能让患者最大程度获益的治疗方案。

　　胃癌患者在进行胃镜、手术及相关影像学检查后，医生会结合病理学检查结果和影像学检查结果等对病情进行分期。一般手术前期或者没有接受手术时的分期称为临床分期。手术后由于病理资料较为详尽，更能真实地反映肿瘤病情，称为病理分期。那么，胃癌是如何分期的呢？

　　前面已经向大家介绍过胃壁由内而外分为黏膜层、黏膜下层、肌层和浆膜层等四层。TNM 分期中，$T_1 \sim T_4$ 反映的就是胃部肿瘤由内而外的浸润深度。临床工作中，针对胃癌的根治性手术要求应取不少于 15 个淋巴结来帮助判断肿瘤浸润周围淋巴结的状况，但能取到的淋巴结实际数量跟患者的手术难度、医生的技术水平及术后病理寻找淋巴结的难度等都有关系。根据转移淋巴结数量的不同分为 $N_1 \sim N_3$。最后是远处器官的转移状况，若存在转移则为 M_1，不存在转移则为 M_0。根据 TNM 不同的程度提示着早、中、晚不同的分期。

小 贴 士

胃癌的分期

原发肿瘤 T 分期——决定分期的主要因素是肿瘤穿透胃壁的深度

T_x：原发肿瘤无法评估

T_0：无原发肿瘤的证据

T_{is}：原位癌：上皮内肿瘤，未侵及固有层

T_1：肿瘤侵及固有层、黏膜肌层或黏膜下层

T_{1a}：肿瘤侵及固有层或黏膜肌层

T_{1b}：肿瘤侵及黏膜下层

T_2：肿瘤侵及肌层
T_3：肿瘤穿透浆膜下结缔组织，而尚未侵犯脏腹膜或邻近结构
T_4：肿瘤侵犯浆膜（脏腹膜）或邻近结构
T_{4a}：肿瘤侵犯浆膜（脏腹膜）
T_{4b}：肿瘤侵犯邻近结构
区域淋巴结 N 分期——决定分期的主要因素是转移淋巴结与原发肿瘤的距离
Nx：区域淋巴结无法评估
N_0：区域淋巴结无转移
N_1：1～2个区域淋巴结转移
N_2：3～6个区域淋巴结转移
N_3：≥7个区域淋巴结转移
N_{3a}：7～15个区域淋巴结转移
N_{3b}：≥16个区域淋巴结转移
远处转移 M 分期
cM_0：临床无远处转移
cM_1：临床有远处转移
pM_1：显微镜下证实有远处转移，如细针穿刺活检
如果cM_1病例的活检结果是阴性的，则为cM_0，而不是pM_0
临床分期
0期：$TisN_0M_0$
ⅠA期：$T_1N_0M_0$
ⅠB期：$T_1N_1M_0$，$T_2N_0M_0$
ⅡA期：$T_1N_2M_0$，$T_2N_1M_0$，$T_3N_0M_0$
ⅡB期：$T_1N_3M_0$，$T_2N_2M_0$，$T_3N_1M_0$，$T_4N_0M_0$
ⅢA期：$T_2N_3M_0$，$T_3N_2M_0$，$T_{4a}N_1M_0$
ⅢB期：$T_3N_3M_0$，$T_{4a}N_2M_0$，$T_{4b}N_{0～1}M_0$
ⅢC期：$T_{4a}N_3M_0$，$T_{4b}N_2M_0$，$T_{4b}N_3M_0$
Ⅳ期：任何T，任何N，只要出现M_1

大多胃部肿瘤或其他肿瘤的患者手术后都很重视术后病理结果，大家都知道术后病理结果会比较权威地提示是不是肿瘤，是良性还是恶性，是什么分型等。细心的患者及家属一定会注意到病理报告中时常出现"高分化""中分化"或者"非分化""未分化"等关于分化的字眼，那么"分化"具体是什么意思？究竟是高分化好，还是低分化好？

人体在胚胎时期，各种细胞很多来源于原始干细胞，干细胞在发育过程中逐渐成熟，并且逐渐发育成不同组织、不同功能的细胞，这个过程被称作分化。比如干细胞可以分化为胃上皮细胞，组成胃黏膜；也可以分化为肌细胞，构成胃壁的肌层；还可以分化为神经细胞，参与神经反应等。通过分化，细胞在形态、功能和代谢等各方面都展现出各自的不同，并发挥不同的作用。

而肿瘤细胞的特别之处在于细胞的"异常分化"。在肿瘤病理学概念里，"分化"指的是某个部位的肿瘤细胞相较于原本这个部位正常细胞的相似程度。"分化高"说明肿瘤细胞越相似于相应的正常细胞，它的行为更像良性细胞。反之，"分化低"说明肿瘤细胞已经与正常细胞很不一样了，与正常细胞相差得越大，可能疯狂无序的异常增长越明显，有更多的恶性表现。

在胃癌中，肿瘤的分化程度与患者的疗效、预后都有一定的相关性。但肿瘤的分化只是提示肿瘤特性的一个方面，还不能全面地评估肿瘤的所有性质，更不能完全依赖分化来评判患者的预后。胃癌患者的预后还应结合肿瘤的临床分期、基因类型等情况综合考虑。

　　以往，医生在制订治疗方案时，最重要的决定因素是患者的病理类型，但在给予患者化疗或靶向治疗后发现，不同的患者治疗效果存在显著的差异。近年来，新的研究表明，即使是同一种病理类型，在不同的患者间，基因表达和突变状态也差异明显，而针对这些不同的基因表达和突变状态进行检测则决定了患者对化疗、靶向治疗等治疗方案的敏感性。胃癌的发生和发展是一个多种基因参与、多步骤、多阶段的过程，那么在胃癌诊断和治疗过程中需要检测基因吗？

　　（1）诊断方面：我们前面介绍过的一些与胃癌高度相关的遗传性疾病，这些疾病需要很多关键基因的参与，比如30% ～ 50%的遗传性弥漫型胃癌家庭有抑癌基因 *CDH1* 的种系突变，一旦家族中有2个或2个以上的胃癌患者，所有的家庭成员最好都要接受 *CDH1* 基因的检测。还有与胃癌、肠癌高度关联的Lynch综合征，该综合征主要由4个错配修复（MMR）基因（*MLH1*、*MSH2*、*MSH6* 及 *PMS2*）中任何一个基因突变所引起。所以检测这些基因对诊断Lynch综合征，并判断胃癌的发病概率有很重要的作用。类似于上述的遗传性疾病还有很多，医生在对患者进行筛查和诊断时都会应用基因检测。

　　（2）治疗方面：既然在胃癌的发生和发展过程中有一些重要基因参与，那么可以通过干预这些致癌基因来抑制肿瘤的生长，这种治疗方法就是所谓的"靶向治疗"（在后面的内容中会具体介绍）。对于胃癌，目前已经被大量研究证明有效并投入临床应用的是在晚期胃癌患者中检测癌基因 *HER-2* 的表达，如果 *HER-2* 表达阳性，通常使用赫赛汀药物来抑制 *HER-2* 基因，数据提示可以提高患者的生存时间。但 *HER*-2 的表达目前公认的检测方法是通过组织学检测免疫组化和 FISH 方法验证。靠基因检测结果不能指导是否可以使用抗 *HER*-2 的靶向治疗。

尽管目前关于胃癌的基因研究大多还停留于临床试验水平，投入临床实践的相对较少，但对于一些经过多线治疗失败或者经典方案疗效不佳的难治性胃癌，基因检测可能为患者提供"不走寻常路""量体裁衣"的个体化靶向治疗选择。另外，对于有可能接受免疫治疗的胃癌患者，目前并没有明确的指标可以预测哪些患者一定能从 PD-1 相关的靶向治疗中获益。而基因检测中 PD-1、肿瘤突变负荷等免疫相关指标的信息，有可能对判断患者免疫治疗的疗效有一定的提示作用。所以临床上还是会根据患者的病情考虑基因检测。

相信在不久的将来，会有更多的与胃癌发生、发展和转移相关的基因得到明确，会有更多的相应药物不断问世，给患者带来福音。

基因检测具体是用什么来做呢？是手术标本，还是抽血就可以？

在做基因检测的时候，医生经常会提到"蜡块""白片"等字眼，这到底是什么意思呢？为了说清楚这件事，首先我们要知道一些基本的概念。所谓的"基因检测"，简单地说，就是测定体内遗传物质的特点。从检测的标本来说，可以是肿瘤组织，也可以是血液，甚至可以是有肿瘤细胞的腹水等。从检测的物质来看，可以是DNA、RNA，也可以是蛋白质。从检测的方法来看，可以是简单的免疫组化染色、PCR分析、免疫杂交，也可以是基因测序。因此，做基因检测时选择怎样的标本要根据检测目的、检测方法及当地所具备的技术条件来综合考虑。

总体来说，为了测定胃癌本身的特点，最好是选择肿瘤组织进行测定，这里的肿瘤组织可以选取胃癌手术或胃镜活检穿刺取得的新鲜组织，也可以选取为了长期保存组织而制作成的"蜡块"，也可以是从"蜡块"上切下来的4～10微米的"白片"。当肿瘤组织难以获取时，在具备相应技术条件的地区，含有肿瘤细胞的腹水经过细胞富集也可作为一种选择。

由于肿瘤的DNA会部分进入血液，而血液标本具有容易获得、方便动态测定等优点，因此，近年来学术界对于利用血液中的肿瘤DNA分析肿瘤特征的所谓"液体活检"非常关注。到目前为止，虽然有许多研究得到了令人鼓舞的数据，也陆续有国家正式认可了此项技术，但其敏感性和特异性还无法取代肿瘤组织检测，所以在临床上，"液体活检"往往作为肿瘤组织检测这一"金标准"的有益补充。检测肿瘤患者本身的遗传特性，一般是利用血液标本，得到正常细胞的遗传物质后进行检测。

　　"液体活检"是近年来肿瘤基因检测领域非常热门的话题。所谓的"液体活检"是相对于"固体活检"而言的。

　　传统的组织活检需要取下一块"固体"的肿瘤组织来进行检测，而"液体活检"，顾名思义是用"液体"来进行检测。这里所说的"液体"，狭义上是指血液。我们知道肺癌患者体内的肿瘤细胞也参与了机体的新陈代谢，会释放一部分肿瘤相关的遗传物质到血液中，而"液体活检"就是利用相关的技术手段把这些肿瘤细胞所释放出来的物质找出来并进行检测，从而反映肿瘤的特征。

　　广义上的"液体"，还包括胸腔积液、脑脊液等，但这些标本的检测不仅可以利用从液体中提取出来的DNA进行检测，还可以利用肿瘤细胞进行检测，与血液检测不完全相同。新近的研究结果也发现，对于胸腔积液、腹水和脑脊液等含有肿瘤细胞的恶性浆膜腔积液，提取液体中的DNA来进行基因检测，其阳性率高于对富集其中的细胞所进行的检测。液体活检与传统的组织活检相比，最大的优势就是标本获取容易，便于动态检测，是医生了解肿瘤的"新式武器"。

　　当然，液体活检所需要检测的是血液或者浆膜腔积液中肿瘤组织所释放的DNA，由于这些DNA与正常组织所释放的DNA混杂在一起，若要把它们区别出来并且进行检测，需要较高的技术含量。因此，液体活检的价格要高于组织活检。

在临床实践中，医生常常会提到"一代测序"和"二代测序"，这两者之间有什么区别，又该如何选择呢？所谓的"测序"，简单来说，就是检测基因的序列，通过基因序列的变化来了解病变情况，进而判断肿瘤患者的预后及对药物的敏感性。

"一代测序"，是指早期的检测基因序列变化的技术，总体而言，其特征是所检测的基因长度长，所需时间短。但是"一代测序"只能测定已知的基因突变，对于未知的基因突变，就力不从心了，而且每次检测所涵盖的范围非常有限。

"二代测序"是应用了新的检测方法，通过计算机对反复测定的"短"片段进行分析，从而得出基因序列变化，其耗时略长于一代测序，但其所涵盖的基因序列更加广泛，一次可以检测数百个基因；不仅能涵盖已知基因突变，也能测定未知基因突变，可提供更多的有用信息。

总的来说，对于只检测单个已知的基因突变，临床上倾向于选择"一代测序"，这样不仅总的费用低，而且耗时短；但如果需要同时检测多个基因突变，就倾向于做二代基因测序。

胃癌是一种异质性较强的肿瘤。换句话说，就是参与胃癌发生、发展过程中的基因有很多，其中有的基因起着重要的作用。但谁主沉浮、孰重孰轻尚无定论，所以只关注个别基因的状态是远远不够的。临床要想发现疾病根源的端倪，就需要基因范围相对广泛地进行筛查，那么二代测序就可能是更好的选择。现临床上已对那些疾病过程中病情变化进展、多种治疗后疗效不佳、没有常规推荐方案的患者，更多开始使用二代测序以帮助患者谋求更多潜在的治疗方向。

随着网络对人们生活的不断渗透，更多的患者和家属借助网络对各自关心的疾病有了更多的认识。"错配修复基因""微卫星不稳定性（MSI）"等术语显现在更多好奇者的视野里。那么这些术语究竟是什么意思？和肿瘤有什么关系？对胃癌的治疗有什么影响呢？

我们知道生老病死是大自然赋予的规律，对于正常细胞来说也是如此。细胞在其生长发育过程中，有各种功能基因的参与。*MLH1*、*MSH2*、*MSH6*、*PMS1* 及 *PMS2* 这几个基因叫作错配修复基因（MMR），它们的主要功能就是在细胞 DNA 复制出现错误的时候，及时察觉并修复，保证细胞正常生长。DNA 修复机制就好

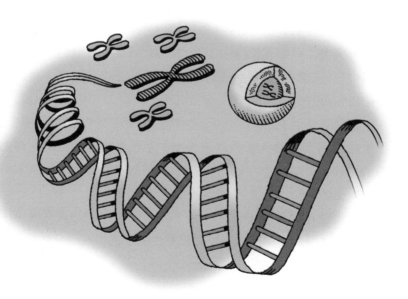

细胞的生长发育过程中有多种基因参与

比汽车的修理工，DNA 的复制过程就像一辆汽车的生产组装过程一样，外在和内在因素的影响可能会出现一些错误，这时就需要 DNA 修复机制（修理工）及时进行修复。如果 DNA 修复机制出现问题，也就是说，这个修理工消极怠工了，那么细胞就会堆积大量的 DNA 突变，生产出来的汽车就是一台不太合格的汽车。

　　肿瘤发生过程中也有修复障碍的参与。一旦机体出现错配修复基因的缺失，细胞复制出现错误就可能会导致细胞异常及肿瘤发生。而这类基因的缺失就被称为错配修复基因缺失（dMMR）。这些基因的缺失可导致肿瘤组织的基因组中呈现高度微卫星不稳定（MSI-H），而这一现象与很多肿瘤的发生及近期较热的免疫抗肿瘤药物的疗效有密切的关联。很多肿瘤患者正因为 MSI-H/dMMR 的存在，因祸得福地可以从免疫治疗中获益。MSI-H/dMMR 突变在很多实体瘤中都存在，但是比例不高。在结直肠癌、子宫内膜癌、胃癌、甲状腺癌和皮肤瘤等中相对较多，而其他肿瘤中则相对较少。

　　在结直肠癌的治疗中，一些术后 II 期需要化疗的肠癌患者，如果检测结果是 dMMR/MSI-H，那么单药治疗是不够的。而在胃癌的治疗中，临床医生认为可能也存在类似的关联，但尚未得到充分数据的支持。

　　免疫治疗在胃癌中的应用并不能仅仅依赖于是否存在错配修复基因和微卫星不稳定性，还需要更多的评判因素。

患上肿瘤后如何科学地来判断患者到底能活多久？

首先，向大家介绍医学概念中评估肿瘤生存的一个重要指标：5年生存率。5年生存率是医学界对肿瘤治疗后评价疗效、判断患者预后状况的一个指标。它是指某种肿瘤经过综合的治疗后，在所有进入统计的初始患同种肿瘤的人群中，能生存5年以上的人数比例。除此之外，也有3年生存率和10年生存率之说，但用5年生存率来评判预后有其一定的科学性。大多数的恶性肿瘤经过治疗后，一部分患者可能出现转移和复发，其中的一部分人更可能因肿瘤进入晚期而去世。据统计，转移和复发大多发生在根治术后3年左右，约占80%，而根治术后5年左右再出现转移和复发的约占10%。所以，胃癌（或其他肿瘤）根治术后若5年内不复发，再次复发的机会就较少了，故常用5年生存率来评价恶性肿瘤的疗效。

我们来了解一下胃癌的5年生存率：Ⅰ期胃癌术后5年生存率为90%～95%，Ⅱ期为65%～68%，Ⅲ期为31%～43%，而Ⅳ期胃癌仅为10%～14%。胃癌由早期发展至进展期需2～7年，平均需3年。因此，胃癌早期诊断的重要性已获得公认，尽早发现和治疗早期胃癌，对提高胃癌的治疗效果和延长患者生存期具有十分重要的意义。

胃癌的治疗效果与临床分期、病理类型、手术根治是否彻底及相应综合治疗措施是否得当等均密切相关。

胃壁由内而外分为黏膜层、黏膜下层、肌层和浆膜层。早期胃癌指的是局限于黏膜或黏膜下层的胃癌，不论病灶大小或有无淋巴结转移，均为早期胃癌。胃镜下的早期胃癌根据其生长方式的不同，分为隆起型、浅表型和凹陷型。据统计分析，早期胃癌大多发生在胃的中下部，贲门部少见；总体上，早期胃癌的分化程度较好，高分化腺癌占70%，低分化腺癌占30%。

早期胃癌患者的生存预后与肿瘤的浸润深度紧密相关，黏膜内肿瘤出现胃周淋巴结转移的比较少见，相应治疗后其5年生存率甚至接近100%；肿瘤侵及黏膜下层，同时出现淋巴结转移的占15%～20%，治疗后平均5年生存率也在80%～95%。可见早期胃癌患者的预后总体是非常好的。但遗憾的是，我国每年早期胃癌的检出率仅为10%左右，究其原因在于早期胃癌无特异性症状，80%的早期胃癌患者没有明显的症状，有人称它为"隐形杀手"，容易被忽略。同时国内民众的肿瘤筛查意识还不够，到了有病就医的时候往往已丧失了良好的治愈机会。所以提高民众的筛查意识和加大对筛查项目的普及力度非常重要。尽早诊断，尽早治疗，通过以手术为代表的手段，早期胃癌甚至是有可能"治愈"的。

从肿瘤侵犯的深度上讲，进展期胃癌是指肿瘤已侵入胃壁肌层、浆膜层，不论病灶大小，或有无转移，都被称为进展期胃癌。基于肿瘤的外观，根据肉眼形态可将进展期胃癌分为四种类型，包括息肉型或蕈伞型、溃疡型、溃疡浸润型和弥漫浸润型。前三种类型根据名字都很好理解，浸润型胃癌常表现为扁平斑块状。很多浸润型胃癌胃壁增厚，变硬，失去了原有胃壁的柔软、光滑，医学上称为"皮革胃"。

进展期胃癌的预后与胃癌的病理分期、部位、组织类型、生物学行为及治疗措施相关。总的来说，分期早比分期晚的预后要好。但由于受很多因素的影响，所以胃癌的生存率数据只能表达一种概况，每个患者的情况不同，结果也会不同。在进展期胃癌中，ⅠB期5年生存率可达到85%左右，Ⅱ期为65%～68%，Ⅲ期为31%～43%，而Ⅳ期仅为11%左右。总之，胃癌的病变由小到大、由浅到深、从无转移到有转移是一个渐进性过程，早期、进展期乃至晚期各阶段之间其实并无明显界限，我们还是应当尽早筛查，尽早诊断，尽早治疗。

近年来，进展期胃癌相关的研究取得了不少成绩，治疗的有效率较前有所提高。我国胃癌患者就诊时就已经是进展期胃癌的还是多数，一旦确诊，患者应及时就医并完善相关检查，接受规范的治疗，很多患者生活质量得到了明显提高，生存时间得到延长，取得了不错的疗效。

胃癌在生理特性上有一个重要的特点便是胃癌的侵袭和转移性较强，容易发生邻近及远处器官的转移。这也是很多恶性肿瘤区别于良性肿瘤的特征。那么，胃癌究竟是怎么发生转移的呢？主要通过以下3个不同的途径。

（1）直接播散：浸润型胃癌不断地侵袭性生长，肿瘤细胞可向内沿着胃黏膜，靠外沿着浆膜直接向胃壁内、食管或十二指肠浸润。肿瘤一旦侵及浆膜，很容易突破浆膜层，向周围邻近器官或组织如肝、胰、脾、横结肠、空肠、膈肌、大网膜及腹壁等浸润。同时，突破浆膜的肿瘤细胞很容易脱落，像种子一样散落种植在腹腔、盆腔、卵巢和直肠膀胱陷凹等部位，形成转移肿瘤。此时也常造成两个常见且治疗比较棘手的并发症：腹水和肠梗阻。

（2）淋巴结转移：是胃癌转移最常见的方式，占所有胃癌转移的70%。癌细胞如只限于黏膜层时，由于黏膜层中缺乏淋巴管，所以很少发生淋巴管转移。但癌细胞如果突破黏膜肌层到达黏膜下层，就有可能发生淋巴管转移。随着癌瘤侵犯深度及广度的增加，淋巴结的转移也逐渐增加，胃下半部分的肿瘤常转移至幽门下、胃下及腹腔动脉旁等淋巴结，而上半部分的肿瘤常转移至胰旁、贲门旁、胃上等淋巴结。晚期肿瘤可能转移至主动脉周围及膈上淋巴结。同时由于腹腔淋巴结与胸导管直接交通，故可转移至左锁骨上淋巴结。临床上以"左颈部包块"为表现起病的患者十分常见。

（3）血行转移：这种胃癌转移方式多发生于晚期，常见的受累器官为肝脏、肺。胃癌细胞从肿瘤团块中逐渐游离出来，最容易通过胃周围毛细血管汇入门静脉，实现肝转移。如转移到肝脏可能会出现右上腹疼痛、肝功能损伤或黄疸等表现，很多患者是在"看肝病"的过程中经过检查后诊断胃癌的。肿瘤细胞一旦进入血液循环，便可在全身如骨、脑、肾上腺、肾、脾、甲状腺及皮肤等形成转移灶。转移至肺部可能有咳嗽、胸痛、痰中带血和胸腔积液等表现；骨骼转移会有疼痛、活动受限甚至骨折等情况；一旦脑部发生转移，轻者出现头晕，重者可出现头痛、恶心、呕吐、肢体瘫痪，甚至可导致颅内出血而危及生命，这时也预示着患者全身的肿瘤负荷较重。

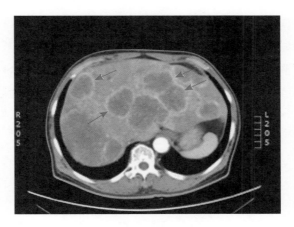

胃癌多发肝转移CT表现

治疗课

前面我们介绍过，流行病学调查显示我国幽门螺杆菌（Hp）的感染率很高，在成人中可以达到40%～60%。但如此庞大的感染群体中，并不是人人都需要治疗，也不需要人人都治疗。目前认为以下几种常见的Hp阳性的患者需要治疗。

1）消化性溃疡即胃溃疡或十二指肠溃疡，这是根除Hp最主要的适应证。

2）胃黏膜相关淋巴组织淋巴瘤。

3）慢性胃炎伴消化不良症状。

4）慢性胃炎伴胃黏膜萎缩或糜烂。

5）早期胃癌已行切除术的患者，根除Hp可降低胃癌复发风险。

6）长期服用奥美拉唑这一类质子泵抑制剂抑酸的患者。

7）有胃癌家族史的患者。

8）计划长期服用非甾体抗炎药，如心、脑血管疾病患者需要长期服用低剂量阿司匹林。

由于Hp耐药率上升，既往的标准三联疗法根除率已经降低。目前推荐的根除Hp的用药方案是含有铋剂的四联疗法，即铋剂+质子泵抑制剂+2种抗生素，疗程为10～14日。饭前半小时服用质子泵抑制剂和铋剂，均为每日2次，饭后立刻口服2种抗生素。质子泵抑制剂可选用埃索美拉唑和雷贝拉唑。抗生素的选择较为复杂，常用的有阿莫西林、克拉霉素和甲硝唑等，需要在医生的指导下进行个体化治疗。有一部分患者经过以上治疗后可能仍然无法根除Hp，可间隔2～3个月后在医生指导下进行补救治疗。由于不规范服药，如随意减少服药的剂量和疗程会增加Hp的耐药性，因此，需严格按照医嘱服药。

　　慢性胃炎是最常见的消化系统疾病之一。随着年龄的增加，慢性胃炎的患病率逐渐上升。由于不良的生活习惯，越来越多的年轻人也可能患上慢性胃炎。那么所有的慢性胃炎都需要治疗吗？该如何治疗？

　　临床上治疗慢性胃炎的主要目的是缓解症状和改善胃黏膜的炎性反应。因此，没有症状且幽门螺杆菌阴性的慢性非萎缩性胃炎，即以往所说的浅表性胃炎是不需要特殊治疗的。但对于没有症状的慢性萎缩性胃炎应该注意预防其恶变。一旦幽门螺杆菌阳性且存在胃黏膜萎缩、糜烂或消化不良的症状，则需要进行根除幽门螺杆菌治疗。

　　除此之外，有反酸和上腹痛症状者，可口服奥美拉唑、埃索美拉唑、兰索拉唑、雷贝拉唑和泮托拉唑等抑酸剂；有上腹胀、恶心或呕吐等症状者可用莫沙必利、多潘立酮（吗丁啉）、伊托必利等促动力药；若是有与进食相关的腹胀或食欲差等消化不良症状可使用消化酶制剂；对于胆汁反流性胃炎患者，可口服促动力药、胃黏膜保护剂，尤其是具有结合胆酸作用的铝碳酸镁片，如达喜片等。很多慢性胃炎患者的症状与精神、情绪和睡眠相关，因此对于有明显精神心理因素的患者，单用上述药物可能效果不佳，症状严重时可用抗抑郁药、抗焦虑药或是接受精神心理治疗。

"息肉"通常是指肉眼所观察到的隆起物。胃息肉是指胃黏膜表面长出的突起状乳头状组织,较小时常无明显症状,一般都是在胃肠钡餐造影、胃镜检查或其他原因手术时偶然发现。胃息肉是最常见的消化道息肉,其发病率随着年龄增长而增加。胃息肉根据病理特征可分为增生性息肉和腺瘤性息肉。超过85%的胃息肉是增生性息肉,它是炎性黏膜增生形成的息肉样物,并非真正的肿瘤,多位于胃窦部及胃体下部,直径小于2厘米,有蒂或无蒂,一般不会恶变。少数增生性息肉可发生异型增生或腺瘤性变而产生恶变,但其恶变率很低,一般不超过1% ~ 2%。而腺瘤性息肉是来源于胃黏膜上皮的良性胃肿瘤,属于真性肿瘤,其恶变率明显高于增生性息肉。因此,一旦发现腺瘤样息肉应该立即切除。

对于胃息肉,究竟应不应该切除?是否可以经过活检明确类型以后再决定呢?由于内镜活检组织小,有一定局限性,不能反映全貌,容易漏诊,因此对于胃息肉,不管其病理检查结果如何,建议最好进行切除并进行病理学检查。目前胃息肉的治疗方法主要是内镜下治疗,包括高频电凝切除法、微波灼除法、尼龙丝及橡皮圈结扎法、氩离子凝固术等。发现胃息肉后,如果息肉数量不多且排除禁忌证后,应首先于内镜下切除,并将切除组织送病理学检查,如果病理学检查结果提示为腺瘤性息肉伴异型增生、可疑癌变和癌变者,则需手术治疗。如果息肉直径大于2厘米,可行超声内镜明确有无侵袭性,如有阳性发现亦需手术治疗。腺瘤性息肉患者需要长期随访,定期复查胃镜以明确有无复发。

60 治疗胃癌的方法有哪些

面对肿瘤我们不应再"谈癌色变"，因为随着现代医学水平的不断发展，治疗肿瘤的方法和技术不断更新，同时传统的治疗方法也在不断进步。对于胃癌，目前最主要的治疗方法还是离不开手术、化疗、放疗这三大手段。同时，在不断的研究中，也出现了靶向治疗、生物治疗及包括营养支持治疗在内的多维度治疗等方式。在传统治疗手段的基础上，结合新近出现的治疗方法，使疗效得到一定的提高。

（1）手术治疗：外科手术是治疗胃癌的主要手段，也是目前唯一可能治愈的方法。随着医学的进步，在力争治愈肿瘤的前提下，实施微创及保存功能的个体化手术治疗是当今肿瘤外科的发展趋势。胃癌的治疗也不例外，在传统经腹行根治性手术的方法普遍使用的同时，腹腔镜胃癌根治术在不断得到普及和推广应用，逐步成为胃癌治疗的标准手术方式。机器人辅助的胃癌根治术也在国内外许多医院进行探索性开展，考虑到其费用比较昂贵，目前尚不作为首选治疗方法。

（2）化学治疗：在胃癌治疗过程中，手术或放射治疗前使用化疗，可以降低肿瘤负荷，使得原本可能有切除难度的肿瘤更容易有效切除，并及早控制远处转移灶。根治性手术后施行辅助化疗，实质上是根治性治疗的一部分。这样的化疗可消灭可能存在的微小转移灶，提高外科治疗的治愈率。中晚期不能手术的患者，可以通过化疗控制临床症状，提高生活质量。同时降低肿瘤复发，从而延长生存时间。

（3）放射治疗：很多胃癌患者手术并不能绝对完全地清除肿瘤残余，特别是在肿瘤分期较晚、手术清扫淋巴结范围有限的情况下，放疗可以帮助有效地清除手术区域及淋巴结的残余病灶。在胃癌转移的患者中，放射治疗作为局部治疗的一种手段，可以帮助缓解局部疼痛等。

（4）靶向治疗：在个体化治疗不断被推崇的今天，靶向治疗的地位不断提高。对于胃癌，已经有许多可有效截断肿瘤生长、转移的靶向药物，如曲妥珠单抗。大量临床实践也提示，晚期胃癌患者接受化疗联合靶向治疗可以有效地提高疗效。

（5）免疫治疗：近几年，PD-1/PD-L1抑制剂的使用为多种治疗效果不佳、无药可用的晚期胃癌患者带来新的曙光。无论是免疫治疗单药还是与化疗、靶向治疗联合使用，都在不断用研究数据证实其给胃癌患者带来的获益。

胃癌的治疗强调个体化，能不能手术、应不应该化疗、适不适合靶向治疗等都需要完善的检查和评估，有的还需要经过严谨的检测方能决定。

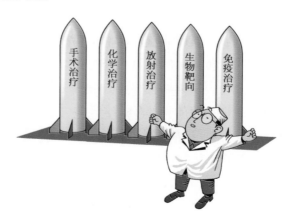

胃癌主要的治疗方法

在过去的10年里，有关肿瘤的诊断技术有了很大的发展，比如肿瘤标志物、功能性MRI、PET-CT等，使得肿瘤诊断变得更为精确。治疗方面，在手术、放疗、化疗三大传统技术各自发展的同时，也涌现出了如靶向治疗、局部超声波聚焦、射频消融治疗及免疫治疗等新方法。为了进一步提高疗效，只有联合目前已有的各种诊疗技术，才能更好地为患者提供最佳的治疗，获得最好的结果。但要把目前的这些诊疗技术很好地有机结合起来，单依靠某一个科室的医生是做不到的，必须把掌握各自专业技术的各学科医生组织在一起成为团队，才能真正实施多学科综合诊治。多学科协作诊疗（multi-disciplinary team，MDT）的模式目前在国际上已被广泛接受和认可，并成为当前肿瘤诊治的常规模式。

多学科协作诊疗具有多学科探究、多部门协作的特征。目前国内肿瘤多学科治疗主要是针对常见肿瘤，如胃癌、肠癌、胰腺癌、肺癌、乳腺癌等，涵盖外科、放疗、化疗、影像、病理科，以及介入、微创、生物等专业的专家。开展多学科综合治疗是各专业的医生针对同一个患者的病情，从近期和远期疗效出发，从不同的角度来明确"患者是否适合手术""是先手术还是先放化疗""原本不能手术的患者化疗一段时间后是否又能接受手术了"等一系列的问题。将各科专业医生的建议进行最合理的融合，最终为患者制订出一个最为理想的治疗方案，合理地应用各专业的优势，提高医疗诊治的质量，保证患者所获得诊治的先进性、科学性、合理性、安全性和有效性，为癌症患者提供优质、高效、便捷的肿瘤诊治服务。

医生会根据患者的具体病情如肿瘤的大小、浸润深度及与周围组织脏器的关系等，酌情选择不同的手术方法。一般手术方法可分为内镜下切除术、腹腔镜下胃切除术及开腹胃恶性肿瘤切除术三种。

（1）内镜下切除术：是在内镜引导下实施手术，可分为内镜下黏膜切除术（EMR）和内镜黏膜下剥离术（ESD）。这类手术一般用于胃癌病灶浸润较浅且排除合并腹腔淋巴结转移的患者，如原位癌或胃癌没有累及胃壁的黏膜下层。内镜下切除术创伤性小，在早期胃癌中疗效好。

（2）开腹手术：这也是老百姓最熟悉、最传统的手术，即需要在腹部做15～20厘米的切口。切开后，医生通过牵开器等手术器械对术区充分暴露，在直视下完成病灶切除和消化道重建等操作。根据手术目的的不同可分为胃癌姑息性切除术和胃癌根治性切除术两种类型。手术方式根据病灶的具体部位可分为远端胃癌根治术、近端胃癌根治术和根治性全胃切除术。在切除部位与肠道的吻合方面，医生会根据患者各自特点选择不同的吻合方式来避免切除后的并发症，最大限度地使患者的消化和吸收功能不受损伤。随着微创外科技术的兴起，许多常规的开腹手术已逐步被腹腔镜手术所替代，但在肿瘤分期偏晚、严重的腹腔粘连、心肺功能差而无法耐受气腹等情况下，仍然具有重要的替代价值。对患者而言，无论是采取开腹手术，还是腹腔镜手术，都是医生在对疾病分期、腹腔组织条件、患者主观意愿及医生个人技术优势充分评估后做出的。

（3）腹腔镜下胃切除术：是过去20年间逐步发展成熟的一种

微创手术方法，该方法一般是在患者腹部做4～5个极小的切口，从切口处各插入一个管状工作通道，再将特制的细长形腔镜器械，包括照明设备、图像采集和录制设备、超声刀、剪刀、钳子等经过这几个管状通道置入术区，在电视显示屏的实时监视下完成绝大部分的切除、分离和消化道重建操作，最后通过辅助性的小切口将标本取出。可以达到与开腹手术同样的手术效果，具有创伤小、恢复快、疼痛轻、住院时间短等优势。

（4）机器人手术：是近年来兴起的一种更加精细和微创化的手术方法，其基本的技术理念与腹腔镜胃癌手术类似，通过以更加灵活、可调节的机械臂代替传统的腹腔镜器械，使术野的显露更加清晰，外科操作更为精细，且减少了术中的人力需求。手术的安全性和短期肿瘤学效果与腹腔镜手术相当。但由于机器人手术所需的设备和器械花费昂贵，且目前无法纳入我国的常规医保系统，在与腹腔镜手术相比没有更明显优势的情况下，只在部分医院进行探索性开展。

　　根治性胃癌手术要求将胃部肿瘤的全部瘤体及肿瘤所在位置周边一定数量的胃组织根据需要进行整块地完整切除，即切除位置距离肿瘤边缘需要留有一定的安全切缘，一般要求安全切缘应大于或等于4厘米，同时还需要连同胃周和腹腔动脉及其具名血管周围的区域引流淋巴结一并行清扫术，以降低术后复发和转移的概率。根治性手术的方式主要如下。

　　（1）根治性胃远端大部切除术：适用于胃窦、幽门区和少数位于胃体下部的癌瘤。切除胃癌后，将胃残端与十二指肠做端端吻合术，如果需要切除的胃组织较多，导致张力太高时，可将十二指肠残端闭合，做胃空肠吻合术，重建消化道。

　　（2）根治性胃近端大部切除术：适用于胃体上部、胃底和贲门部癌。切除近端胃后，将食管与残胃断端吻合，或将胃断端闭合后，于胃前壁大弯侧另做一开口与食管做端侧吻合术。

　　（3）全胃切除术：适用于胃体中部癌，或胃癌范围超过胃2/3者。全胃切除后，以食管与空肠襻做端侧吻合术，或做肠管代胃术以重建消化道通路。

　　（4）扩大根治术：除做相应的胃切除外，为了清除胰、脾组淋巴结而将胰体和胰尾连带脾脏整块切除；或肿块已侵犯肝脏、结肠和小肠等，但尚在可彻底切除范围内，可将受到肿瘤侵犯的脏器行联合切除。

姑息性手术，简单地说，就是由于患者就诊时肿瘤浸润范围较大或已有远处转移，不能进行根治性切除，或者患者身体状况太差或有较严重的心、肺疾病等不能耐受较大手术，为了解决患者呼吸和进食或者血液循环等问题而实施的造瘘、造口、放置支架和短路手术等。

姑息性手术并不以治愈疾病为目的，而是作为一种缓解症状、维持器官功能、改善患者生存质量的手段，可在一定程度上有助于延长患者生存期。例如胃癌患者已确诊有远处转移，或者病变已超出根治性手术能够彻底切除的范围，此时已不具备根治性手术指征。但当患者出现梗阻、出血等症状时，可根据其病情需要选择性施行短路手术、胃肠造瘘术或姑息性胃部分切除术。

短路手术又称捷径手术、转流手术或胃空肠吻合术，当患者已出现幽门梗阻或将出现梗阻时，为解除其梗阻，可选择此术式，将梗阻部分以上的正常胃壁与梗阻部分以下的空肠直接吻合，旷置病灶，摄入的食物直接从近端胃进入空肠，避开梗阻部分。当出现贲门梗阻时，可选择消化内镜下支架植入术以解除梗阻；如该法不可行，则可考虑通过消化内镜植入鼻空肠营养管，通过鼻饲的方法摄入食物或肠内营养剂；若支架及空肠营养管均无法放置，则可行胃造瘘术，直接由造瘘口补给食物或肠内营养剂。如遇胃病灶出血，难以通过药物或内镜下止血时，可进行姑息性胃大部分切除以达到止血目的。

　　腹腔镜手术是利用腹腔镜及相关器械进行的手术，其使用冷光源提供照明，将腹腔镜镜头插入腹腔内，运用数字摄像技术使腹腔镜镜头拍摄到的图像通过光导纤维传导至信号处理系统，并且显示在专用的显示屏上。医生可通过显示屏上所显示的患者器官不同角度的图像对患者的病情进行分析、判断，并运用特殊的腹腔镜器械进行手术。腹腔镜手术多采用24～54孔法，其中一个孔开在人体肚脐部位，其余各孔的位置根据不同操作部位及不同手术方法的需要进行选择。

　　此种手术方法具有创面小、出血少、痛苦少、并发症少和术后恢复快等优点，并且相对降低了患者的住院费用，缩短了住院时间，是近年来迅速发展的一种新型手术方式。

　　随着腹腔镜技术的日益完善及腹腔镜医生操作水平的逐渐提高，目前大部分外科手术都在尝试采用这种方式，最适宜治疗某些良性疾病及早期肿瘤。20世纪90年代初，日本学者已开始在胃癌手术中开展腹腔镜技术，他们认为，腹腔镜手术完全适用于淋巴结转移机会极小的早期胃癌，尤其是肿瘤浸润深度局限在肌层以内者。近年来，随着手术经验的不断积累和大量循证医学数据的更新，腹腔镜胃癌根治术的安全性和肿瘤学疗效均得到广泛认可，其适应证已经从单纯早期胃癌拓展到进展期胃癌，成为目前胃癌根治的标准手术方式。但由于这些手术的技术门槛仍然相对较高，推荐在有经验的胃癌外科诊疗机构接受治疗。

66 胃癌术后常见的并发症有哪些？如何治疗

胃癌术后并发症主要分为两种：① 与手术直接相关的并发症，有残端吻合口瘘，术后消化道及腹腔内出血，腹腔感染、脓肿，切口愈合不良，术后胃排空障碍等。② 与手术间接相关的并发症，有肺部感染，心脑血管疾病，下肢静脉血栓脱落形成的肺栓塞、脑梗死，尿路感染等。

（1）残端吻合口瘘：多发生于术后一周。吻合口瘘多与术前准备不充分、患者营养不良、手术操作失误等有关。吻合口瘘一经诊断，应给予有效引流、营养支持和抗感染治疗；对于无法局限化的严重吻合口瘘，出现弥漫性腹膜炎等感染中毒症状者，应果断进行手术治疗，进行必要的冲洗、造瘘或引流等处置。

（2）术后消化道及腹腔出血：多在手术当时或手术当日发生。一旦出血症状出现，早期应尽可能明确出血点或出血部位，同时给予抑酸、止血等药物治疗及补液扩容等支持治疗，必要时给予输血维持血容量，保持患者血压平稳。如出血量较大，难以维持患者生命体征，估计依靠保守治疗无效时则应考虑再次手术止血或行动脉栓塞术。

（3）术后胃排空障碍：常发生在饮食性质转变时（如禁食到流质饮食，流质饮食到半流质饮食），患者常常会出现进食后呕吐、排便迟缓等。考虑为排空障碍的患者早期可给予禁食、禁水，通过留置胃管进行胃肠减压，给予促胃动力等药物，同时予以完全胃肠外营养支持，并鼓励患者多活动或勤变换体位。待胃蠕动功能逐渐恢复后可好转。

（4）肺部感染：主要是因患者长期卧床或因刀口疼痛而不敢咳嗽排痰所致。常发生于手术3日以后。治疗上应予以抗感染、化痰，并鼓励患者咳嗽排痰。如胸腔积液较多或考虑胸腔感染时，可给予胸腔穿刺置管引流。

（5）下肢深静脉血栓形成：常发生于术后一周。该并发症以预防为主，术后鼓励患者尽早活动，对高危患者尽量少用或不用止血药物，同时给予抗血栓压力袜预防。如明确血栓形成，则应及早给予适当抗凝治疗，排除出血可能后可给予溶栓治疗。

（6）尿路感染：常见于拔除导尿管后。为了避免尿路感染，术后应尽早锻炼膀胱功能，及时拔除导尿管。若出现了感染症状，则应予以抗泌尿系统感染治疗，同时鼓励患者多饮水。

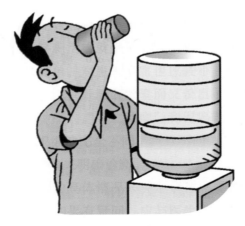

尿路感染后应多饮水

胃癌的转移分两种情况：区域引流淋巴结的转移和远处转移。前一种情况，在符合一定条件时可能存在行根治性手术的机会，一旦发生远处转移，如肝、肺、脑等重要脏器及骨转移或盆腔种植等，即使手术切除原发灶亦不能改善总体生存期，除非出现梗阻、出血等需要姑息性手术处理的症状，否则行根治性手术已无意义。

对于胃壁侵犯已超过肌层、出现明显的局部区域淋巴结（如胃周淋巴结、小网膜囊淋巴结）转移、预计手术存在困难、肿块侵及的范围导致难以留有安全切缘的患者，即便扩大切除和淋巴结清扫范围，也无法仅仅通过单纯的外科手术而达到生物学意义上的根治，但这类患者如果暂未出现远处转移，则手术治疗仍是保证疗效的首要选择。可以考虑先行术前新辅助化疗，一部分患者通过新辅助化疗可以使肿块缩小，减少与周围结构的粘连和侵犯，这样可提高手术切除率，同时达到降低术后复发和转移风险、减少术中播散、消除潜在微转移灶的目的。

针对胃癌常见的肝转移，既往主要的治疗是采用化疗、纳入临床研究和最佳支持治疗等姑息措施。近年来，多项研究使得治疗观念不断更新，对于胃癌肝转移可根据肝转移灶的大小、多少及部位，酌情对孤立转移灶考虑手术切除，对多个转移灶考虑化疗、射频或介入等综合治疗，可以提高患者生活质量，并使生存获益更多。

化疗就是化学治疗，与手术、放疗一起并称为肿瘤治疗的三大手段。手术和放疗属于局部治疗，只对局部肿瘤治疗有效，对于潜在的转移病灶（癌细胞实际已经发生转移，但由于目前技术手段的限制在临床上还不能发现和检测到）和已经发生临床转移的癌症，这两种手段就难以发挥有效治疗了。而化疗是一种全身性治疗的手段，利用化疗药物可能会对细胞生长、增殖过程中的某些环节有抑制作用，通过不同的途径给药（口服、静脉和体腔给药等），使得化疗药物随着血液循环遍布全身的绝大部分器官和组织，从而达到杀伤肿瘤细胞的作用。临床上，化疗常用于一些手术后有必要通过治疗来避免复发和转移的患者，更多的时候，化疗是一些有全身播散倾向的肿瘤及已经转移的中晚期肿瘤的主要治疗手段。

肿瘤的生物特性不同，对不同药物的敏感性也不同。在胃癌的长时间治疗实践中，医生找到了一些对大多数胃癌较为有效的药物，主要分为以下几类。

（1）氟尿嘧啶：本药物是嘧啶抗代谢类药物，主要是通过阻碍细胞的代谢过程，干扰癌细胞DNA合成，导致癌细胞功能丧失和死亡，从而抑制肿瘤生长。氟尿嘧啶类药物现在已成为胃癌治疗的基石，临床上常见的种类有口服的替吉奥胶囊、卡培他滨及静脉给药的氟尿嘧啶等。其主要副作用为骨髓抑制引起白细胞、血小板减少，还可出现食欲不振、恶心、呕吐和腹泻等胃肠道反应。停药后2～3周，经相应治疗处理可恢复。

（2）铂类：主要包括顺铂、奥沙利铂等。该类药物主要通过与体内的DNA形成交叉链，从而干扰DNA的正常复制合成，进而影响细胞的增殖来杀伤肿瘤，是当前消化系统等多种实体肿瘤治疗时使用最为广泛的化疗药物。顺铂主要存在肾脏毒性、听神经毒性、消化道反应及骨髓抑制等副作用。而奥沙利铂的副作用在于与其用药剂量成相关性的外周神经毒性和消化道反应等。医生会根据患者的肝、肾功能和耐受性等酌情选择。

（3）紫杉醇类：该类药物是一种新型的抗微管药物，通过促进细胞的微管蛋白聚合，保持微管蛋白稳定，抑制细胞有丝分裂。多西他赛是近10年来美国食品药品管理局（FDA）批准的一种新的可用于晚期胃癌治疗的细胞毒性药物。同时，体外试验证明紫杉醇具有显著的放射增敏作用，在中晚期胃癌的化疗中广泛应用。其副作用最需要重视的是过敏反应，轻者表现为面色潮红、呼吸较快，重者可能出现过敏性休克，所以用药前强调抗过敏预处理。其他副作用还有以脚趾麻木为常见表现的神经毒性和血液毒性。

（4）其他：既往常用的药物如表柔比星、丝裂霉素及近年来涌现的新药伊立替康等。

总之，在胃癌的治疗过程中，医生会根据患者病情、身体状况、既往用药等情况，酌情制订单药或者联合其他药物的化疗方案。

　　在胃癌的化疗药物中，卡培他滨、替吉奥和5-氟尿嘧啶（5-FU）比较常见，可以说是胃癌化疗的基础性药物。它们同属氟尿嘧啶类，但三个药物却并不完全相同，那么区别在哪儿呢？

　　5-FU是较早应用于临床的经典药物，它需要静脉途径给药，持续时间较长，一般需要持续泵入48小时。为了让患者化疗过程更便捷，氟尿嘧啶药逐渐出现了口服制剂，那就是替吉奥和卡培他滨。尽管它们是一个家族的，但成分上却有差异。

　　替吉奥是由替加氟、吉美嘧啶和奥替拉西钾三种成分按一定比例组成的复方。其中替加氟需要在体内逐渐转化成5-FU发挥抗肿瘤作用，吉美嘧啶有提高5-FU药物浓度的作用，而奥替拉西钾在不影响5-FU抗肿瘤活性的同时可减轻胃肠道不良反应，力求给患者在服药期间带来更好的感受。

　　卡培他滨在体外相对无细胞毒性，进入体内后，在肝酶的作用下转化为5-FU，能模拟持续静脉注射5-FU。

　　这三种药物服用的方式也不尽相同。替吉奥通常每日服药2次，早晚餐后口服。卡培他滨也是每日2次，餐后30分钟内用水吞服。5-FU静脉推注或持续静滴。这些药物在不同治疗方案中用药间隔时间不同，一般为2～3周。

　　这几种药物共同的常见不良反应是有可能造成骨髓抑制，表现为白细胞或者血小板减少，不过可通过药物来干预。除此之外，他们常见的不良反应还包括厌食、胃肠道反应、乏力和疲倦。5-FU用药还可能出现注射局部疼痛、静脉炎、心脏毒性。所以用药期间定期复查心脏功能不容小觑。口服卡培他滨的患者可能出现手足综合征，表现为麻木、感觉迟钝、感觉异常、麻刺感、无痛感或疼痛感、皮肤肿胀或红斑、脱屑、皲裂等。患者应尽量避免手部和足部的摩擦及接触高温物品或刺激性的物质。替吉奥手足部受损的感受相对较小，但是色素沉着较明显。

从理论上来说，替吉奥与卡培他滨在临床治疗中可以互换使用，大多临床试验提示两者疗效相当。在安全性方面，替吉奥的不良反应发生率低于卡培他滨，替吉奥可能是老年晚期胃癌患者的较佳选择。因此，在晚期或转移性胃癌的治疗中，若患者不能耐受替吉奥或卡培他滨的不良反应，可替换为另一种药物继续治疗。

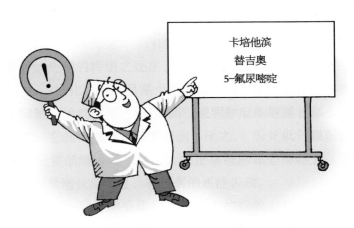

氟尿嘧啶类药物是胃癌化疗的常用药

新辅助化疗是指在局部肿瘤手术治疗前给予的化疗，术前新辅助化疗的作用和意义主要如下。

首先，这种治疗模式可以使肿瘤缩小，肿瘤边缘局限，有利于手术完整切除。若已经存在淋巴结转移，通过治疗可以为无手术条件的患者提供手术的可能，提高根治性手术的切除率。

其次，还可以避免体内潜伏的继发病灶在肿瘤原发灶被切除后1周的时间内，由于肿瘤总量减少、体积减小而反弹性地加速生长。

再次，通过新辅助化疗可使肿瘤活性降低，手术时不容易发生播散入血，减少手术中转移、术后并发症的发生，有利于患者术后恢复。同时，手术切除后，通过对癌肿进行病理学检查，可以知道癌细胞对药物敏感性是高还是低，可以为以后的辅助治疗提供依据。而患者在接受新辅助化疗的过程中，也减轻了其精神和心理上的负担。

目前对于哪些患者能从新辅助化疗中获益尚无绝对定论，但根据现有临床研究及实践经验，临床上推荐胃病灶浸润深度达到浆膜层以上（≥T_3），胃区域淋巴结肿大（单个大小大于3厘米）或肿大淋巴结数较多（＞1.5厘米，且＞2个）的患者接受新辅助化疗或许更能获益。

另外，如果胃癌原发灶或转移病灶切除难度较高、完全切除的把握性不大时，则应该先进行新辅助化疗，在治疗的同时密切观察病灶的变化，一旦发现肿瘤能够被完整地切除时，就应该立即进行手术治疗。

辅助化疗是指恶性肿瘤在经过局部有效的治疗如手术、介入和放疗后所给予的化学治疗。术后辅助化疗的作用主要有三点。

首先，在手术之后给予辅助化疗，可以杀灭或抑制手术后可能残存的少量癌细胞，减少术后复发的机会。

其次，虽然患者手术前已经进行了充分的全身检查，但目前的检查技术手段并不能发现那些极微小的转移灶，术后进行辅助化疗可以帮助清扫这些微小的转移灶，尽可能降低复发的概率。

另外，对于那些接受姑息手术治疗的患者，手术并不能完全地切除原发灶或转移灶，手术后进行辅助化疗尤为重要，是控制病情进展、减轻肿瘤负荷的主要手段之一。

然而，并不是所有的患者都需要进行辅助化疗，ⅠA期的胃癌患者一般不需要进行辅助化疗。而肿瘤浸润深度在T_3及以上或术后淋巴结检出为阳性的患者，术后在体力状况、肝肾等脏器功能正常的前提下，排除化疗禁忌后，基本上都需要进行辅助化疗。而T_2N_0的患者，如果存在高危因素（肿瘤分化低或组织学分级高、淋巴和血管浸润、神经浸润及年龄小于50岁），术后应接受辅助化疗，无高危因素的T_2N_0患者可以随访观察。

术后辅助化疗一般建议在术后3～4周开始，临床上结合患者的耐受状况一般行4～8个周期的治疗。推荐尽可能完成半年的辅助治疗，根据病情还可单药口服满1年。

在中晚期胃癌患者的治疗中，医生常常会说目前治疗属于"一线"或"二线"治疗。那么，"一线""二线"是什么意思呢？

晚期胃癌若不具备手术条件，此时需要联合化疗、局部放疗及靶向治疗等对疾病进行姑息性治疗，可以减轻患者的症状，有效地提高患者各方面的生活质量。在胃癌诊断确立之后，针对不能手术切除的患者，医生会根据患者的具体情况，结合相关的检查结果，为了能够使患者获得最佳的生存获益，选择一种最为合适的治疗方案，最先被推荐使用的方案就被称为"一线"化疗方案。采用"一线"化疗方案治疗一段时间后，若由于化疗药物敏感性下降等原因导致疾病出现复发和进展，再采用另一种可使患者继续获得最佳生存益处的化疗方案，就是"二线"化疗方案。这样不难理解，"三线"化疗方案就是在"二线"化疗方案也出现耐药后进行的后续选择。

针对不能手术切除的胃癌患者，目前还没有绝对一致的"一线"化疗方案，但依据现在临床上大量的实践研究结果，氟尿嘧啶类药物联合铂类药物或紫杉醇、伊立替康等药物是比较有效的方案，并在临床上得到广泛使用。那么究竟是使用三种药物联合治疗，还是使用两种药物联合治疗呢？目前临床上主要根据患者的体力状况和患者对药物毒副作用的耐受性及患者目前的治疗目的来选择。若考虑经过较强药效的转化性化疗降低肿瘤负荷，使得肿瘤范围稍局限，可能创造手术机会，而患者体力状况又良好，预计对药物的耐受性较好，就倾向于三药联合治疗；若患者体力状况一般，治疗以一定程度降低肿瘤负荷，从而减轻患者不适症状为主，那么两药联合治疗即可。还有一些老年患者，虽体力状况相对较弱但尚能接受治疗的，也可以使用单药治疗。

　　胃癌的"二线"治疗往往根据其"一线"治疗使用药物的情况，选择常规治疗时未使用过的药物，对避免产生耐药有一定效果。比如"一线"使用了卡培他滨（希罗达）联合奥沙利铂，病情进展后可考虑使用紫杉醇或伊立替康治疗。

　　如果"二线"治疗后病情再次进展，那么"三线"治疗可以考虑使用前期治疗中没有用到的伊立替康等药物继续化疗，或者排除靶向治疗禁忌的患者也可以考虑接受抗肿瘤血管生成的靶向药物阿帕替尼的治疗。

　　无论是哪个阶段的化疗，具体用药还是要根据患者的具体情况和医生的经验体会来选择。

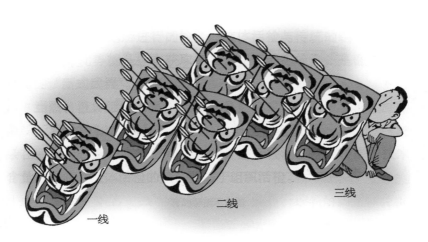

一线　　二线　　三线

"一线""二线""三线"化疗如同三道防线

晚期胃癌患者通过化疗可有效地缓解临床症状，延长生存期，化疗已成为晚期胃癌综合治疗中必不可少的重要组成部分。但患者在接受了6～8个周期的晚期"一线"或"二线"化疗且肿瘤得到控制后，一般就不建议再继续双药或多药联合治疗了。因为这样无休止的联合治疗不仅从临床研究中没有提示患者疾病得到控制或生存时间明显获益，同时还会使患者逐渐出现骨髓抑制难以恢复、手足麻木和感觉异常等更为明显的化疗相关毒副作用，患者的生活质量受到了很大的影响。但若完全不治疗，患者在带瘤生存的状况下确实可能会很快出现病情反复。所以对于胃癌，现在临床上使用更多的方法是维持治疗。通过选择原有治疗方案中有效且毒副作用小的一种药物，或更换为其他预计有效的一种药物来继续治疗，这样不仅能维持疾病稳定状态、延缓疾病进展时间、延长生存期，而且还能尽可能长时间使患者的生活质量不受影响。

理论上对胃癌有效的药物均可用于维持治疗，包括静脉、口服等剂型，但为提高患者生活质量，宜尽量选择口服剂型，方便患者在院外治疗，如卡培他滨和替吉奥等。近年，也可以在多线治疗后的患者中尝试持续使用阿帕替尼抗血管靶向药物。

需要注意的是，维持治疗也是化疗，因此，参加维持治疗的患者也要求具有一定的PS评分（如2分以上，重要脏器功能正常）。若于院外治疗，还需要有能力对治疗进行一定的管理，并且定期复查肝肾功能和血常规等指标。

　　化疗方案的生成经过了大量的科学研究和验证过程，而这个过程是有严格的顺序和递进步骤的，需要多个阶段的工作，简单地说，包括了细胞和动物试验、临床初步筛查敏感瘤种、在小群特定患者中应用实践、扩大患者数量应用、推广至临床及结合患者个体情况酌情调整使用。

　　具体来说，化疗方案中的每一种药物都经历了上述的过程。每一种药物首先要在细胞和动物身上进行试验研究，我们称之为"临床前研究"，只有在临床前研究中发现对胃癌有效且毒副作用符合标准的药物才能有机会进入之后的研究。通过临床前研究筛选出来的药物，我们还不知道应用于人体是否有效，毒副作用是否能耐受，也就是安全性如何。为了进一步明确有效性和安全性，就要进行临床研究，也就是人体试验，这个过程是整个研究中最为严格、最为漫长的阶段，也决定了这个药物是否能够用于人体治疗。

　　临床研究过程通常被分为三个阶段，一般称为Ⅰ期、Ⅱ期和Ⅲ期临床研究。这三个阶段的研究内容和研究方法不同，但却是环环相扣的。Ⅰ期临床研究，目的在于观察药物的安全性，确认一个人体耐受的剂量。参与的患者病例数不多。Ⅱ期研究是在Ⅰ期的基础之上，根据Ⅰ期结果提供的安全耐受剂量，在理论上可能有效的多个瘤种中应用，探索药物真正发挥作用时更合适的剂量和适合的病种，这个阶段常需反复进行，以期获得一个疗效相对较高而毒副作用相对较低的药物剂量或用法。Ⅲ期研究是根据Ⅱ期确定的剂量或用法，以当时公认的标准治疗为参照，来研究新药的疗效和安全性，通过了Ⅲ期研究才能证明这个药物有临床使用的价值。随后还有Ⅳ期临床研究，主要是在该药物大规模使用后，继续评价其疗效和安全性，以完善相关数据，更好地指导临床使用。

一个化疗方案中所包含的每种药物都必须经过这样严谨而漫长的过程被证明是有效和安全后才能走上胃癌的治疗之路。同时一个由多种药物组成的治疗方案也要经历相似的过程，癌症的治疗也就是在这样一个个的研究过程中被不断地推进。

小贴士

通过哪些因素来评估患者是否能接受化疗?

化疗是一把"双刃剑"，其在杀伤肿瘤细胞的同时，也会对人体正常细胞产生伤害，所以化疗前需要详细评估患者各方面的情况，综合考虑患者是否能接受化疗。

· 患者的营养、平时的体质状况。

· 患者的年龄、既往病史。

· 患者的脏器功能，包括心、肺和肾等脏器的功能评估。

· 患者的骨髓造血功能，白细胞、血小板等指标。

· 患者的心理因素，包括对疾病、治疗的承受能力及治疗的意愿等。

临床上经常会碰到两个患者相互交流："我和你用的药物是一样的，为什么剂量不同？"这种情况临床上十分常见。医生在给患者制订好化疗方案之后，会再计算出适合患者的药物剂量。首先，医生会测量患者的身高、体重，根据这两个数据，由专业的计算公式计算出患者的"体表面积（平方米）"。由于大多数化疗药物的用药剂量是以每平方米体表面积的推荐剂量作为基础计算出来的，所以再根据每个患者的体表面积计算出具体的用药剂量。

例如一位男性胃癌患者，其身高为170厘米，体重为60千克，计算出来的体表面积为1.72平方米，拟使用"SOX（替吉奥联合奥沙利铂）"方案化疗，替吉奥的推荐剂量为每次60毫克，每日2次，服用14日后停一周；奥沙利铂的推荐剂量是每平方米130毫克，根据体表面积计算出来的剂量约是223毫克（130×1.72）。由上述方法计算出来的剂量还要根据患者的全身体力状态及重要脏器功能的情况进行调整。由于国内化疗药物的推荐剂量大多是参照欧美国家的推荐剂量制订的，但由于东西方人种的差异，一般而言，要将计算出来的药物剂量向下做一些微调。

目前，除了根据体表面积来计算药物剂量以外，从基因水平来制订药物剂量已逐渐得到重视，例如在使用药物伊立替康进行治疗时，药物的剂量制订需要参考患者 UGT1A1 基因的基因多态性情况再酌情使用。随着对抗癌药物相关临床研究的不断深入，化疗将在各种疗效预测靶标的指导下，更科学地实现个体化治疗。

化疗需要的疗程和间隔时间是由肿瘤细胞的生长和增殖特点及各种药物的作用机制决定的。肿瘤细胞的生长是有周期的，细胞群中一般只有部分处于增殖周期，增殖周期分为DNA合成前期（G1期）、DNA合成期（S期）、有丝分裂前期（G2期）和有丝分裂期（M期）。另一部分细胞处于静止期（G0期），也被称为"肿瘤细胞休眠期"，这个时期的细胞对许多化疗药物不敏感，成为肿瘤复发和耐药的根源。从G1期开始到M期结束，一个肿瘤细胞形成两个子代细胞，每个细胞又重新开始进入G1期。G1期细胞和G0期细胞保持动态平衡。

化疗一般只对增殖活跃的肿瘤细胞有作用，当一次化疗完成，杀灭了大部分肿瘤细胞，剩下的多为G0期的静止期细胞，而这类细胞对化疗基本无效，因而如继续无间隔地进行原方案化疗，不仅不会获益，还会给患者带来更多的伤害。因此，在完成一次化疗杀灭大部分增殖活跃的肿瘤细胞后，应间隔3～4周，这样让静止期的G0细胞进入G1期，这时再给予同样有效的化疗药物治疗，便可以起到增强化疗效果的作用，如此循环进行4～6个周期，充分杀灭各期肿瘤细胞。

化疗的确是一把"双刃剑"，多数化疗药物属于细胞毒性药物，在杀灭肿瘤细胞的同时，不可避免地会给人体的正常细胞和组织器官带来伤害和打击，对人体的免疫力也会造成伤害。化疗采取每间隔3～4周进行一次的方式，可以使经历一场打击后相对虚弱的患者，身体功能和精神状态都得到一定休息和恢复，进而才能在良好的状态下接受下一次的治疗。若一味地以"乘胜追击"的想法间隔太短地进行化疗，反而得不偿失。

患者接受化疗并不是一味地一个疗程接着一个疗程地进行，期间需要定期评估疗效。化疗的类型和目的不同，定期评估也有一定的差别。比如手术或放射治疗前使用的新辅助化疗，是为了尽可能降低肿瘤负荷，降低肿瘤细胞活力，更有效地提高手术完整切除率，同时也抑制微小病灶，减少远处播散机会。这种目的的化疗一般2～3个周期（4～6周）就应及时评估疗效，达到目的后尽早手术，一般以停药后2～3周手术为宜。另一种化疗则是术后辅助化疗，术后辅助化疗可以杀灭或抑制手术之后可能残存的少量癌细胞，减少术后复发的机会，同时可帮助清扫这些微小的转移灶，尽可能降低复发的概率。由于病灶已经手术切除，没有可以对比的病灶存在，因而辅助化疗失去了评价疗效的指标，故疗效评估不宜过于频繁，否则徒增患者负担。建议在术后辅助化疗的6个月中，3个月时可进行相应的血肿瘤标志物检测和胃镜检查帮助评估病情，排除复发和转移可能。完成6个月的化疗后再接受包括影像学、血清学等较完善的一次复查，后续按照术后定期随访间隔复查即可。

中晚期患者往往不能手术，一般是采用全身系统性姑息化疗，这种化疗的目的是控制临床症状，提高生活质量，同时降低肿瘤负荷，延长生存时间。在这种与瘤共存的状况下，有原发或转移病灶的存在，所以在化疗期间可以通过对比病灶大小来评估疗效。一般建议每2～3个周期应接受较完善的包括血清学、影像学各方面检查来评估疗效，若确认有效可继续原方案治疗，若病情没有得到控制，也可及时更换治疗方案，以确保不延误病情。

临床上，患者及家属最关心的就是化疗以后有没有效果？有的患者认为通过肿瘤标志物的高低来判断，有的认为由影像学检查来决定。究竟如何判断化疗是否有效呢？

未接受根治性切除的胃癌患者在接受单药或联合化疗方案治疗后均需要予以疗效评价，以评估治疗的价值。目前肿瘤标志物血清学的检测结果有一定预示疾病进程的意义，但并不能完全说明病情，更不能单一通过它来判断疗效。至今，医生还是建议利用CT、MRI等影像学检查通过肿瘤大小的变化来判断。理论上可以想象，通过对比原有肿瘤病灶在治疗前后的大小来判断疗效。

这里通过举例简单地向大家介绍目前临床上最常见的评估体系。比如胃癌伴肝、肺转移的患者化疗2个周期后要评估疗效，由于胃为空腔脏器，病灶不容易测量，故可以选取肝、肺上的病灶来进行测量。一般每个器官最多选择2个病灶，一共不超过5个病灶，测量记录每个病灶的最长直径（病理学淋巴结记录短径）。将治疗前患者胸腹部CT检查上病灶的测量结果称为"基线"，将基线时所有目标病灶直径的总和与治疗后的直径总和相比。如果所有目标病灶完全消失，结果就是疾病完全缓解。如果所有可测量目标病灶的直径总和缩小超过治疗前总和的30%，就为部分缓解。如果所有病灶直径之和增大超过20%就是病情进展。如果缩小没有到30%，增大也没有超过原有的20%就被视为稳定。若病灶缩小或者消失了，证明当前治疗有效，可继续原有方案。如果病情进展了，就该尽快更换治疗方案。当然，这仅仅是最简单的评估情况，有些患者还有很多如胸腔积液、腹水、骨转移等不能评估的情况，评估细节复杂，必须由专业医生酌情判断。

胃癌的患者群体中，老年患者并不少见。老年人对自己身体的变化、消化道症状的出现不甚敏感，以至于看病就医时病情常已发展至晚期。虽然很多患者到晚期已不适于手术，但既往很多研究已表明全身系统性化疗可以延长晚期胃癌患者的生存期，老年患者同样也可以化疗，且不良反应也常处于可控范围之内，但需要更仔细考虑细节。

老年患者多具有体力不佳、并发症多等特点，对化疗的耐受力比中青年患者要差。在体力状况尚可、无明显并发症的老年胃癌患者中，临床上可与其他患者一样选用两药联合的化疗方案。三药联合化疗也有用于少数体力状况特别好、治疗后有可能使病情好转而争取手术的老年患者。有研究表明，疗效上三药组的局部晚期患者或年龄为65～70岁的患者显著优于两药组。但对于有远处转移或年龄大于70岁的患者，三药组并未显示出疗效优势，且三药所致的较严重的粒细胞减少发生率高达80%，因此三药方案应慎用于老年患者。

临床上，体力状况较弱的老年患者更为常见。近几年对于这个群体的治疗研究数据提示，将常用的两药方案比如卡培他滨联合奥沙利铂进行减量，治疗效果不仅不亚于标准剂量，而且患者体验良好度更好，起到了"剂半功倍"的效果。这样的减量应用疗效好于单药方案。

而单药化疗或许是年龄大于70岁的老年患者一种可行的选择。临床上胃癌患者可选用单药卡培他滨或替吉奥等口服。但哪怕单药同样会遇到耐受性差的问题，治疗期间需要密切关注，及时调整以尽量避免不良反应的发生。

化疗对脏器功能有一定损害，所以在化疗前要进行一些常规检查以了解脏器功能状态，保证化疗安全进行。有些患者认为自己状态很好，没什么问题，为什么每次化疗前都要重复做一些检查呢？

其实，化疗药物的副作用是具有累积效应的，化疗时间越往后，出现不良反应的机会越大，而且有些轻度的脏器功能损伤患者是感觉不出来的，如轻度的白细胞或中性粒细胞下降，或者是肝功能轻度异常。在这种情况下，如果不进行相关的检查是无法发现的，患者带着这种隐患进行治疗，脏器功能的损伤会进一步加重。若出现症状以后再进行治疗，一方面患者恢复较慢，另一方面耽误了后续治疗。所以，化疗前的常规检查必不可少，一般包括血常规、肝肾功能、电解质、心电图、上腹部B超和胸片等。为了避免一些化疗药物损伤外周小血管或者出现外渗对周围组织造成损伤，化疗前还应行PICC、深静脉置管等静脉置管操作。

对患者而言，在化疗前除了配合医生进行相关检查外，自己也要做好一些准备工作。首先，要和医生进行交流，了解化疗相关的常识，解除对化疗的恐惧，也可以和一些病友进行交流，获得一些经验，还可以选择一些适合自己的活动，如听音乐、练气功等来放松紧张的情绪。其次，患者化疗前要保证足够的睡眠时间，保持充沛的精神和体力。另外，饮食上要注意菜肴的色香味调配，提高食欲，保证足够的蛋白质摄入，多吃水果、蔬菜和易消化的食物，少吃油炸、肥腻的食物，化疗期间多饮水，并要戒烟、戒酒。

81 化疗有哪些常见的不良反应？能预防和治疗吗

化疗药物多为细胞毒性药物，在杀死肿瘤细胞的同时，对人体的正常细胞，尤其是对分裂、增殖比较快的细胞如骨髓造血细胞、胃肠道黏膜上皮细胞等会造成一定的损伤。因此在有效的肿瘤化疗中，不良反应几乎是不可避免的，但是这些不良反应因患者的个体差异、具体的化疗方案而各有不同，化疗时，在医生的指导下，采取一定的预防措施均可以减轻、控制，甚至避免这些不良反应，停用化疗药物后不良反应均可很快消失。为了有效控制肿瘤，这些暂时的不良反应是可以接受的，无须太畏惧。化疗常见的不良反应包括骨髓抑制、胃肠道反应、血管损伤和脏器毒性。

（1）骨髓抑制：骨髓是人体的造血器官，血液中的白细胞、红细胞、血小板等都是从骨髓中的原始细胞分化而来，由于血细胞消耗较快，需要骨髓不断地制造新的血细胞来补充，所以骨髓的增殖状态是比较旺盛的。而在胃癌的化疗中，有一些药物如抗代谢类药物和铂类药物等，对这些增殖旺盛的细胞影响较大，所以骨髓往往在化疗的同时被波及，表现为血细胞数量的下降，如果处理不及时会造成多种不良后果，如白细胞减少会降低人体免疫力，患者容易发生感染，如呼吸道感染（咳嗽、咳痰、胸闷和气急），消化道感染（恶心、呕吐、腹痛和腹泻），泌尿道感染（尿频、尿急和尿痛），有时还会伴有全身症状，如畏寒、寒战、发热和全身乏力等；红细胞减少会造成贫血，患者会出现乏力、活动后气促、精神倦怠；血小板减少会造成机体容易出血，患者有时会在刷牙时出现牙龈出血，严重时皮肤可以出现出血点，最致命的是颅内出血和脏器出血。为了防止骨髓抑制的不良反应，需要在化疗前筛选无法耐受的患者及控制药物的剂量来减轻骨髓抑制的程度，或者在化疗后预防性使用骨髓刺激因子，加快血细胞再生的速度。

（2）胃肠道反应：胃肠道反应是较为明显的化疗后不良反应，主要表现为食欲下降、恶心和呕吐等。产生的机制包括药物对胃肠道的直接刺激、损伤及对大脑呕吐中枢的刺激。化疗后24小时内出现的恶心、呕吐，称之为"急性期反应"；化疗后2～5日出现的恶心、呕吐，称之为"延迟性反应"。为了预防胃肠道反应，医生会使用一些药物，包括5-羟色胺受体拮抗剂（即"司琼"类药物，如格拉司琼、昂丹司琼、雷莫司琼和帕洛诺司琼等）、甲氧氯普胺（胃复安）、糖皮质激素和吩噻嗪类等，并鼓励患者进食清淡、易消化的食物来减轻不良反应。

（3）血管损伤：某些化疗药物，如依托泊苷、长春瑞滨等可刺激局部血管而引起静脉炎，若药物不慎漏于皮下可引起局部组织坏死。如果出现静脉炎，局部用硫酸镁湿敷，并更换输液的静脉，一旦出现渗漏，立即停止输注，用注射器将化疗药物从皮下抽出，局部湿敷和打封闭，切记不可热敷。预防血管损伤最好的方法是在化疗前给患者进行深静脉置管，化疗药物通过管道直接进入血液丰富的大静脉，避免对周围静脉的损伤。

（4）脏器毒性：化疗药物对肝脏、心脏、皮肤和神经系统都可能产生损伤，如氟尿嘧啶类药物会对心脏和皮肤造成影响，引起心功能下降及皮肤色素沉着；草酸铂会对周围神经造成损伤，表现为手脚麻木、感觉异常等。

　　化疗期间白细胞减少是十分常见的并发症，一般常使用特异性升高白细胞的细胞集落刺激因子进行"升白"治疗。有些患者治疗过程中一旦遇到白细胞下降，出于担心就会要求后续的化疗中能给予"升白针"，这样是否可以起到"双管齐下、保驾护航"的作用呢？事实上，化疗和"升白针"是不能同时使用的，两者在使用时需要注意保证一定的时间间隔。

　　人体内白细胞的寿命仅为1周左右，新的白细胞主要由骨髓的造血细胞产生。而所谓的"升白针"就是通过促进骨髓中的造血干细胞增殖而发挥作用的。"升白针"的特点是其促进白细胞升高时具有"双峰"。其中第一个峰出现在用药后1～2天，主要机制是药物把储存池中的白细胞释放到了循环池；第二个峰出现在用药后10～16天，主要机制是药物促进了造血干细胞的造血功能。打个比方，如果把白细胞比作是粮食的话，刚用完"升白针"时，白细胞上升就像是把粮仓里的大米取了出来，而真正"地里"的粮食要7天后才能长出来。刚刚被动员出来的白细胞很弱小，并不能真正有效发挥免疫防御的作用，同时对化疗的抵御能力比较弱。如果化疗的同时使用"升白针"就像是把这些"童子军"推向了战场，非但起不到防御作用，还会被化疗药物杀伤，对于后续化疗过程中维持正常的骨髓功能非常不利。因此，我们不主张在化疗的同时使用"升白"药物。

　　一般而言，在使用"升白"药物治疗后的24小时内是不主张应用化疗药物的，如果一定要化疗的话，化疗药物和"升白"药物之间至少需要间隔48～72小时。临床上，医生会尽量避免在"升白"药物治疗后马上进行化疗，以免加重对骨髓造血功能的伤害。

随着化疗辅助用药的快速发展，长效升白药逐渐走进了临床应用中。和普通的升白药物相比，长效升白药到底有什么优点呢？毫无疑问，长效升白药最大的特点就是因特殊的结构，其在血液中的半衰期长，每个周期只需要用药一次，给药方便。长效升白药不仅能刺激骨髓加快生长中性粒细胞，同时还能使外周血中性粒细胞长期维持在较高水平。

如果长效升白药物和短效升白药物相比，只是用药方便，那么在保证按时用药的情况下，是否短效药物和长效药物的作用一致呢？其实不然！

从目前我们得到的临床研究数据来看，使用长效升白药和短效升白药相比，患者白细胞降低的时间会更短，严重程度会更轻，进而带来的是整个化疗完成得会更好，疗效也就更加有保障。

不过，虽然长效升白药很好，但在临床上也并非所有的患者都可以使用。比如说使用每周化疗的患者或是口服化疗药物的这部分患者就不适合使用长效升白药物。另外，在临床使用的时候，一般建议把长效升白药的应用时间放在化疗之后，一般需在化疗结束48～72小时后使用。而使用长效升白药之后，也要间隔24～48小时再进行化疗，这样会更好地保护骨髓造血功能。

大多数的化疗药物都具有一定的骨髓毒性，除了引起白细胞下降以外，还会导致患者血小板下降。血小板计数持续低于正常值（100×10^9/升）时称为血小板减少。血小板减少常表现为皮下瘀点、瘀斑、静脉穿刺点瘀斑、鼻孔牙龈出血、黑便等症状。

化疗所致的血小板减少与化疗药物、剂量、疗程，以及患者体质等因素有关。化疗期间及化疗间期应每周复查1～2次血常规。化疗结束后的3～4天应及时复查血象。

那么，化疗引起血小板降低时应该怎么办呢？如果血小板计数在（75～100）$\times 10^9$/升范围内，应该更密切复查血指标，若继续下降则需要临床处理。一般认为，血小板的生成受血液中血小板生成素的调节，但其详细机制尚不清楚，所以当血小板低于75×10^9/升时，可使用白介素-11或者血小板生成素（rhTPO）帮助提升血小板。血小板生长和寿命为7～14天，每天约更新总量的1/10，衰老的血小板大多在脾脏中被清除。所以在刚开始用药的1周内血小板可能并不会很快上升，需要7～14天时间。当血小板数目低至（10～30）$\times 10^9$/升或伴随出血症状时，就需要考虑输注血小板以快速提升体内血小板含量。一旦发现有出血症状或血指标异常，应当及时就医寻求正规的治疗。

化疗期间，患者日常活动如刷牙时，动作要尽量轻柔，避免剧烈运动，避免肢体与硬物碰撞，预防跌倒等。

胃癌患者化疗过程中常会因血色素进行性下降而出现乏力、心慌、皮肤和黏膜苍白等贫血表现。而发生贫血的原因有很多，不同的原因要采取不同的治疗办法。在排除由于疾病或其他原因导致的失血性贫血后，主要与疾病和治疗相关的原因有以下方面。

（1）肿瘤相关性贫血：胃癌这种疾病一旦出现，患者可能会因为疾病本身的代谢消耗过多、机体的营养吸收障碍、失血、骨髓转移等导致贫血。一部分接受胃癌手术的患者由于胃切除，其壁细胞分泌的内因子减少，导致维生素B_{12}等吸收障碍，出现贫血。而更多的胃癌患者则由于食欲不佳、进食单一、胃黏膜受损造成消化功能不良等直接导致铁、叶酸等参与造血的元素缺乏，致使贫血发生。一般可通过科学饮食、口服或静脉注射这些造血物质来纠正。

什么样的"食补"有助于补充这些原料呢？一般认为大多数的绿叶蔬菜含叶酸较多，其中以菠菜为最，其他蔬菜还包括：莴苣、油菜、香菜、奶白菜、西红柿、胡萝卜、龙须菜、花椰菜等。除此之外，一些水果、豆类、坚果类食物及动物肝脏中也含有大量的叶酸。而含铁最多的食物以动物血为最，其次是动物内脏、黑芝麻、黑米等。当然，在就医期间，医生也会根据缺失情况酌情予以相应元素的药物补充。

（2）化疗相关性贫血：化疗的确是把双刃剑，在杀伤肿瘤细胞的同时，也会一定程度影响红细胞生成，这类贫血称为化疗相关性贫血。由于红细胞的生命周期是120天，骨髓短期的造血异常对外周红细胞的影响较小，故化疗后短期内贫血往往并不严重。一般在化疗药物不良反应消退以后骨髓造血功能恢复，贫血就会纠正，也可给予促红细胞生成素等造血生长因子治疗，促进造血功能恢复。但当化疗后出现较严重的贫血表现时，常提示骨髓造血的抑制时间较长且情况危重，"升红"治疗迫在眉睫。临床上一般认为血色素低于60克/升时为重度贫血，这时患者病情严重，需要输血治疗。

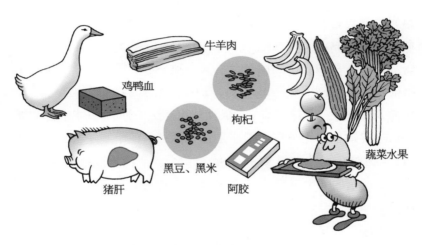

牛羊肉

鸡鸭血

枸杞

黑豆、黑米

猪肝

阿胶

蔬菜水果

贫血时可适当进食补铁食物

很多电视或电影中，一旦出现患上肿瘤接受化疗的患者，就少不了治疗过程中反复恶心、呕吐的心酸镜头。实际临床工作中，也时常会遇到一些患者和家属一听到"化疗"就心生畏惧，甚至拒绝治疗。那么，化疗一定会引起恶心和呕吐吗？这种呕吐到底是怎么回事呢？

化疗药物进入人体后，一般会通过两条途径引起恶心和呕吐。首先会通过胃肠道相关通路，即外周胃肠道途径，药物会刺激胃和近段小肠黏膜及神经细胞分泌一些物质，如5-羟色胺，其与胃肠道中的5-HT3受体相结合，从而导致恶心、呕吐。这种恶心和呕吐发生早，持续时间短，往往在化疗后的24小时内结束。其次是经大脑中枢的路径，药物会促使体内产生一种叫"P物质"的成分，这种物质无论是在周围还是在中枢相关的呕吐中都会发挥作用。P物质在大脑中与NK-1受体相结合，从而导致恶心和呕吐，这便是所谓的"中枢途径"。这种恶心、呕吐往往出现晚，持续时间长。

临床上还经常遇到有些患者心里一直认为化疗就会让人恶心和呕吐，这种强烈的心理暗示及对化疗强烈的恐惧感致使患者一旦接受治疗就会出现呕吐，主要是由于精神、心理因素引起，我们称为预期性呕吐。预期性恶心呕吐往往伴随焦虑、抑郁。

目前，在临床实践中，医生会在化疗前根据患者的情况和所选择的化疗方案，将化疗方案导致呕吐的可能性分为高、中、低、轻微四个级别，然后根据级别的不同，进行针对性的止吐药物的预防性应用，可以大大降低化疗所导致的恶心和呕吐的发生率和程度。

随着止吐药物不断地发展，在止吐药物的选择上，医生手里的"武器"也比以往丰富了许多，既有短效的止吐药，也有长效的止吐药；既有口服的止吐药，也有静脉使用的止吐药；既有预防呕吐的药，也有出现呕吐后解救的药。所以临床上，化疗后出现呕吐的人群仅占一小部分，大多数情况下化疗后是不会出现呕吐的，真正像影视作品中展现的那种化疗后呕吐已经非常罕见了。

在日常生活中，胃癌患者化疗时应该注意以下几个方面以减少恶心和呕吐的发生。① 少食多餐；不要在吃饭时喝饮料，可改在饭前或饭后1小时；② 慢慢咀嚼食物以助于消化；如果早上感到恶心，可在起床前吃一些干食品（如烤面包或饼干），但如果口腔、咽喉疼痛或口干，就不要吃这些东西；③ 避免接触令你恶心的气味（烟味）等，保持房间空气流通；④ 饭后坐在椅子上休息，饭后2小时再躺下；感到恶心时，可缓慢地做深呼吸；⑤ 可通过与家人或朋友聊天、听音乐、看电影来分散注意力；⑥ 如果化疗时常常感到恶心，那么至少化疗前几个小时不要吃东西。

化疗在杀伤肿瘤细胞的同时，也可对正常细胞，如造血细胞、免疫细胞、胃肠道细胞，甚至是肝脏、肾脏造成损伤，进而引起毒副作用，如白细胞、红细胞、血小板减少，胃肠道反应，以及肝脏、肾脏损伤等。

化疗不良反应是因人而异的，化疗药物是否"伤肾""伤肝"主要取决于药物的剂量、药物的代谢方式，以及不同人群代谢酶的基因表达差异。化疗药物所选择的剂量是经过严格临床试验论证的，并会根据治疗反应调整剂量，对大部分患者而言，这些药物引起的毒性反应是可控的。经肾脏代谢的药物，如胃癌化疗常用的奥沙利铂，引起肾脏损伤的概率更大，经肝脏代谢的药物，如替吉奥、紫杉醇等，更易引起肝脏损伤。

为了避免化疗"伤肾""伤肝"，化疗前应评估基线肝肾功能情况，部分肝肾功能损伤患者，化疗药物需要减量，同时应检测肝炎病毒感染情况，因为化疗将增加肝炎病毒暴发风险。肝肾损伤患者化疗初期常常可无任何症状，但随着化疗药物的使用，肝肾损伤会逐渐出现，因此化疗期间应及时检测肝肾功能。肝功能常用的指标包括谷丙转氨酶（GPT）、谷草转氨酶（GOT）、总胆红素（TBIL）、直接胆红素（DBIL）和间接胆红素（IBIL）等，肾功能指标主要有肌酐（Scr）和尿素氮（BUN）。化疗期间推荐每周检查1～2次肝肾功能。

化疗期间服用保肝、保肾药物可以一定程度地调理化疗药物引起的肝肾损伤，同时少吃动物的内脏及特别油腻的食物，以清淡、易消化为主，多吃富含维生素及粗纤维的食物。

胃癌患者进行化疗前常常需要"插管"。那么医生说的"插管"究竟是怎么回事？有这个必要吗？

准确地说，"插管"就是建立一条适应化疗药物输注的深静脉通路。胃癌治疗中常使用的药物如奥沙利铂、5-FU会有较强的局部刺激作用，如果经手臂上通常打针输液的"浅静脉"输注，由于浅静脉的血流速度比较缓慢，相对来说血管局部药物作用的时间就较长，会对血管造成较强的刺激，引起所谓的"静脉炎"，轻者红肿、疼痛，重者甚至形成血栓，导致浅静脉闭塞，不利于日后的治疗。此外，如果药物不慎漏到血管外，会造成更严重的皮肤坏死。而位于身体较靠近心脏部位的部分"深静脉"，其血管壁厚，血流速度快，药物对局部的刺激作用会减轻很多，更有利于化疗药物的输注。因此，临床上建议患者通过"插管"建立深静脉通路来进行化疗药物的输注。

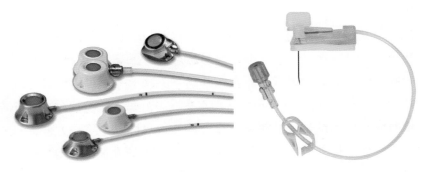

"输液港"及配套的针头

目前临床上建立深静脉通路的方法主要有以下几种。

（1）深静脉置管：这种方法是利用解剖学知识，通过体表穿刺找到相对更靠近心脏的所谓"深静脉"，然后通过一根很细的"导丝"将一根圆珠笔芯粗细的软管一头放置在静脉里，另一头放置在皮肤外。最常选用的穿刺静脉为颈静脉、锁骨下静脉和股静脉。相对来说，前两者更加便于日常护理和使用，医生会根据患者的情况及所在单位开展技术的情况选择穿刺部位。通常深静脉置管留置在体内的时间建议不超过1个月，时间过长可能会出现导管相关的感染，并且建议在留置过程中每天使用抗凝药物冲洗管道以避免血栓。

（2）PICC置管：全称是"经外周静脉穿刺中心静脉置管"，是利用导管从外周手臂的静脉进行穿刺，导管直达靠近心脏的大静脉。PICC置管最主要的优势是其留置时间长，一般可以放置半年到1年。使用期间每周要使用生理盐水进行置管冲洗，以避免发生血栓。

（3）静脉输液港：这是最新发展起来的深静脉通路建立方法。首先是在深静脉（一般是颈静脉或锁骨下静脉）放置一根深静脉置管，然后把置管暴露在体外的一头接上一个可以反复穿刺的"小盒子"，再将这个小盒子埋在皮肤下。每次通过这个小盒子将药物自深静脉带入血循环。输液港的主要优点是维护方便，只需要每个月冲洗1次管道即可，同时可长期留置在体内。但缺点是价格较为昂贵，且放置有一定的技术要求。

随着对肿瘤治疗研究的不断深入，医学家对肿瘤的认识从细胞水平进一步深化到分子水平。我们已经知道肿瘤的发生和发展是由多种基因参与、多步骤、多阶段的过程，那么，可不可以通过精准地干预这些基因而更有针对性地阻止肿瘤的发生和进展呢？

靶向治疗正是一种基于分子水平的治疗方法，它特别针对那些与肿瘤生长、增殖、侵袭和转移等生物习性相关的基因和分子，专门设计相关药物，这些药物被载体送到细胞中，能够与相应的目标基因和分子结合，从而抑制这些基因或者分子发挥其原本的致癌或者促进肿瘤生长和转移的能力，从而达到治疗肿瘤的目的。靶向治疗避免了化疗药物既能杀死肿瘤细胞也可能损伤到正常细胞的不足，真正实现了"指哪打哪"的更具特异性、高效低毒的治疗效果。

然而，并不是所有的肿瘤患者都适合靶向治疗，胃癌患者在治疗前必然明确 HER-2 状态，以获得更具针对性的个体化治疗方案。了解了"靶向治疗"的作用原理就不难理解，靶向药物必须作用于那些特定的在体内与肿瘤生长和增殖有密切联系的基因。如果患者体内不存在这种"坏角色的基因"，那么使用靶向治疗药物也就没有意义了。所以治疗前对患者进行肿瘤相关基因的检测很重要，只有得到具体的检测结果才能决定是否用药。

目前，对于结直肠癌、乳腺癌、胃癌、肾癌、肝癌及胃肠间质瘤等多种肿瘤，已经找到了可控制疾病的相关靶向药物，可以让更多的患者生存获益。可以说，靶向治疗是近几十年来肿瘤治疗发展中一个重要的里程碑。

靶向治疗是近年来在治疗血液和实体肿瘤中涌现出来的一种新的治疗手段。令人欣慰的是，随着对胃癌发生、发展和转移过程中分子生物学机制的研究，靶向治疗也逐步被应用于胃癌治疗的临床实践中，并取得了不错的疗效。

胃癌的发生、发展中有很多基因参与，在胃癌细胞中存在着一种叫 *HER-2* 的基因，即人表皮生长因子受体-2基因，最早是在乳腺癌研究中发现 *HER-2* 高表达与乳腺癌的生长和侵袭有密切关系。近几年，科学家发现 *HER-2* 与胃癌的恶性侵袭关系也十分紧密。而曲妥珠单抗（赫赛汀）这种靶向药物可以通过与HER-2受体特异性结合而影响肿瘤生长相关信号的传递，同时还可以抑制供给肿瘤细胞营养的那些血管的生长，让肿瘤细胞失去营养和能量而无法生长。2011年，一项国际大型临床研究（ToGA）最终证实，晚期胃癌患者如果经检测HER-2高表达［病理免疫组化HER-2（+++）或免疫组化HER-2（++），且FISH（+）］，接受曲妥珠单抗治疗后肿瘤可以明显得到控制，从而使患者生存获益。这个研究开启了胃癌靶向治疗的第一扇门，目前临床上已经广泛对HER-2进行检测和使用曲妥珠单抗。

与胃癌相关的靶向药物还有很多，如抗血管生成药物阿帕替尼、雷莫芦单抗等。临床上，需要医生根据患者的基因状态、既往的治疗情况、其他类似于有没有合并疾病（如高血压）等多种因素综合考虑如何进行靶向治疗。

对于晚期胃癌患者，是否可以选择化疗联合靶向治疗呢？答案是肯定的。在过去，晚期胃癌患者经化疗后中位生存时间一般为 7～10 个月，基本上没有超过 1 年的。自从化疗联合靶向治疗的方案应用于临床后，患者的生存时间可比单纯化疗时延长了近半年，这对于难治的晚期胃癌来说是难能可贵的。后续涌现的很多生物靶向药物在胃癌治疗中的诸多研究也大多证明，晚期胃癌患者在体力状况、脏器功能无明显异常的情况下，接受化疗联合靶向药物（如曲妥珠单抗或其他一些特别的靶向药物）治疗，其疗效比单用化疗会更好。

随着靶向治疗在胃癌中的临床实践不断深入，在铂类+氟尿嘧啶双药化疗的基础上加用曲妥珠单抗已成为目前 *HER*-2 阳性转移胃癌较标准的治疗方案。靶向药物和化疗药物的联合使用具有协同效应，在胃癌治疗中产生了 "1+1>2" 的效果。

小 贴 士

靶向治疗需要进行多长时间？

晚期进展期胃癌，在初始治疗时可联合化疗和靶向治疗，在 6～8 个周期的治疗后，若病情能得到有效控制，联合化疗可以根据患者状况改为单药维持，而靶向药物可继续使用，直至病情进展或者患者不能耐受。

在临床诊治的过程中，我们遇到过有些肿瘤患者使用靶向药物治疗后病情有所缓解，但当出现一些"新"的症状时，常认为该药对自己已无效了，就自行更换或停药，这样是否可取呢？

通常我们认为，一旦通过CT、MRI等检查发现原有病灶有些增大或出现新的病灶就证明该药已无效，这对于化疗来说，到目前为止还是说得通的。因为经过一段时间的化学治疗后，肿瘤细胞很容易对原来的药物和方案产生耐药。但近几年发现，患者继续使用靶向药物的同时再配合使用其他药物或其他治疗手段，可能会获得比停药更好的疗效。

究其原因具体如下，很多肿瘤拥有不同的驱动基因、不同的分子类型，而各种特定的靶向药物是针对某种癌细胞的某一个蛋白、某一个分子起作用的，只能抑制肿瘤生长的某些通路而不是所有通路。当某一条通路受到抑制时，肿瘤细胞会不断地自寻"生路"，选择其他通路合成自身生长所需要的物质，从而产生对现有药物所谓的耐药性。所以在病情变化时，很重要的一点是要弄清楚肿瘤细胞是否对原有靶向药物产生了真正的耐药。故建议若想停药，最好重新做基因检测以明确是否真正出现了完全耐药，再判断取舍。

针对胃癌的靶向治疗，目前临床积累的经验还不如肺癌、肠癌那么丰富，尚未发现靶向药物治疗后能够检测是否存在耐药的靶点。目前也还没有病情进展后继续使用靶向治疗能够获益的数据。故在一线治疗即同时使用化疗和靶向治疗后若出现病情进展，目前还是会停用靶向药物和化疗药物，更换其他方案继续治疗。

94 靶向治疗有什么不良反应？如何应对

在胃癌的靶向治疗中最常用的药物有两类：抗 *HER-2* 的曲妥珠单抗（赫赛汀）和抗血管生成类药物如阿帕替尼、雷莫芦单抗等。此外，还有作用于其他靶点的靶向药物。

在使用曲妥珠单抗的过程中，患者最常见的全身反应有乏力、胸痛、头痛及肩背部肌肉疼痛，还可能出现寒战、发热、感冒样症状，以及便秘、腹泻和消化不良等消化道症状。而曲妥珠单抗最主要的不良反应在于心脏毒性。在临床试验中可观察到使用曲妥珠单抗的患者会出现心功能不全的表现。在单独使用曲妥珠单抗治疗的患者中，中至重度心功能不全的发生率为5%。其他可能还会出现一定的血液毒性和肝、肾损伤，但这些都是小概率事件，并且毒性较弱。所以在选择使用曲妥珠单抗前应慎重考虑患者的心脏功能，既往有心功能不全的患者慎用。一般患者在用药前应进行全面的心脏功能评价，包括病史、心脏查体和心电图、超声心动图等检查。在治疗过程中，应定期检查评估心脏左心室功能。若患者出现心脏功能减退的症状和体征，如呼吸困难、咳嗽增加、夜间阵发性呼吸困难和周围性水肿等，应考虑停药，并且予以相应的对症处理，大多数患者治疗后症状好转。

抗血管生成药物如阿帕替尼，较常见的副作用有高血压、因凝血时间延长而增加出血风险、蛋白尿及手足综合征。所以患者在开始服用靶向药物前，应当排除严重的高血压和有出血风险的因素。患者服用靶向药物后出现轻度高血压，可采取药物降压，同时继续使用阿帕替尼。若出现较明显的血压升高，则应由医生决定减量或者停药。如果患者既往有肾脏疾病、肾切除术后或糖尿病出现蛋白尿的可能性较大，在使用靶向药物时，应当密切监测尿蛋白，并且严格控制血压在125/75毫米汞柱以下。若出现较明显的蛋白尿，则要酌情调整剂量或停药。出现手足综合征的患者主要表现为手脚麻木、感觉迟钝、感觉异常、麻刺感、无痛感或疼痛感，皮肤肿胀或红斑、脱屑、皲裂、硬结样水疱或严重的疼痛。患者应当避免穿着粗硬的衣物以减少摩擦损伤及感染；注意保暖；局部可以涂抹凡士林软膏、尿素霜。同时要避免手脚接触洗衣粉、肥皂等化学物品。如果症状严重且合并感染，需要及时到医院处理。

　　靶向治疗虽然不良反应发生率和严重程度不高，但"是药三分毒"，仍会引起不同程度的不良反应。对于一些可能导致严重后果的不良反应要加以重视和观察，及时与医生沟通，必要时可给予预防性治疗。

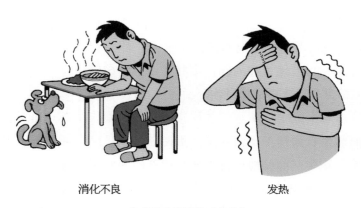

消化不良　　　　　　　　　　发热

靶向治疗常见的不良反应

回首近两年抗肿瘤治疗取得突破性进展的丰硕成果，"免疫治疗"毫无疑问是可摘桂冠的。其中利用PD-1抑制剂的免疫疗法可谓是免疫治疗中"皇冠上的明珠"。

据报道，美国第39届总统吉米·卡特是一名恶性黑色素瘤患者，2015年他在接受放疗和keytruda（PD-1抑制剂）治疗后，医生在给他做完最近一次脑MRI评估时并没有发现此前在他大脑中出现的黑色素瘤或其他部位的转移。由此，PD-1抑制剂引起了PD-1免疫疗法在全世界范围内的广泛关注。

究竟什么是免疫治疗呢？简单地说，肿瘤的发生是肿瘤细胞出现不同于正常机体的异常突变所致，而这些异于正常机体的突变是发生在人体免疫系统的监视之下的。肿瘤细胞不同于正常细胞，它所分泌或细胞溶解后产生的一些物质，我们称为"新抗原"。这些新抗原一旦出现，人体免疫系统中的"安全卫士"——T淋巴细胞就能通过递呈细胞传输识别到。随即T淋巴细胞通过对比立即认识到这些"不是自己人"的蛋白，从而招募免疫杀伤细胞对"异类"也就是肿瘤细胞进行杀伤、清除。绝大部分早期的肿瘤突变都可以通过免疫监视这个过程被清除。

然而，肿瘤细胞亦非等闲之辈，它们自身表达一些抑制免疫反应的分子来对抗机体对其的免疫监视，比如PD-L1、IDO、IL-10和TGFβ等。同时我们自身的免疫系统和肿瘤"征战"久了就会产生一种表现为T淋巴细胞耗竭的"免疫耐受"现象，这时T淋巴细胞表面同样会表达一些抑制性的分子，比如PD1、TIM3、LAG3等。T淋巴细胞自身的这些抑制分子，比如PD-1和肿瘤细胞上的PD-L1结合在一起，就像"刹车"按钮一样让本来T淋巴细胞识别肿瘤细胞并杀伤它的免疫活动停止，呈现出"免疫耐受"的状态。更有甚者，耗竭状态下的T淋巴细胞甚至会释放IFN-γ，诱导肿瘤微环境里的PD-L1和IDO上调，让自身的免疫系统不得发挥作用，缴械投降。这就是很多直接刺激肿瘤免疫反应药物无法产生作用的原因。

通常我们称这些"T淋巴细胞上肿瘤抑制性通路"的关节点为免疫卡控点。目前研究的相关靶点有CTLA4、PD-1、PD-L1等。针对比较热门的PD-1和PD-L1这个结合点，科学家设计研发出了能竞争性结合PD-1或者PD-L1的药物。它们能阻断PD-1和PD-L1及其他配体结合，从而抑制免疫耐受这种"免疫刹车"现象的出现，重新使免疫系统激活，活化的T淋巴细胞再次对肿瘤细胞进行识别杀伤，有效控制肿瘤。这就是PD-1相关的免疫治疗。

由于肿瘤微环境有明显的免疫抑制性，所以先用免疫卡控点解除免疫抑制环境在理论上是治疗肿瘤的明智的选择。这确实也是近几年肿瘤治疗取得的一个突破性进展，目前免疫治疗在各瘤种中的应用还在进一步探索中。

免疫治疗着实给肿瘤患者带来了新的曙光，它究竟对哪些肿瘤有效？胃癌患者是否也能成为PD-1相关免疫治疗的获益者呢？

以往我们在肿瘤治疗中已经应用的小分子靶向药物，其抗癌谱相对较窄，对于瘤种有严格的筛选。PD-1抑制剂不同于传统靶向治疗，因为理论上免疫激活和耐受是存在于大多数瘤种中的现象。通过严谨的临床研究，目前PD-1抑制剂已被美国FDA批准用于近十种肿瘤的治疗，包括恶性黑色素瘤、非小细胞肺癌、膀胱癌、肾癌、头颈癌、胃癌、肝癌、霍奇金淋巴瘤。2017年5月进一步批准用于所有高度微卫星不稳定（MSI-H）的实体瘤。

回顾免疫治疗在胃癌中的探索历程，2017年开始先后通过全球、大型的临床研究证实PD-1抑制剂［nivolumab（俗称O药）及pembrolizumab（俗称K药）］用于既往接受过治疗的难治性或对标准疗法不耐受的晚期胃癌患者，可有效降低患者死亡风险，免疫治疗一旦起效，持续有效控制病情的时间可以达8～9个月。这对于那些经过很多治疗而后续已经没有标准治疗方案或原本已无计可施的晚期胃癌患者来说，无疑是一个奇迹，着实让医者振奋，让患者欣喜。

经过几年间的不断探索，目前免疫治疗在胃癌中的应用主要集中在以下几方面。

（1）首先，只要患者的病理组织经过检测后，存在错配基因修复缺陷（dMMR）或MSI-H状态且接受过两次治疗后的晚期胃癌，均可直接使用PD-1抑制剂（O药或者K药）进行治疗，预计收效会明显好于传统化疗。

（2）针对既往接受过至少两种治疗后效果不佳的患者，如果病理组织通过免疫组化的方法提示PD-L1表达≥1，建议可使用帕博利珠单抗（K药）单药治疗，可能会给患者带来更长的生存时间。随着PD-L1表达水平的升高，这种治疗相较于化疗能让患者获得的生存优势会更明显。

（3）对于初治的考虑进行全身系统性治疗的晚期胃癌患者，2020年两个相关研究提示：在PD-L1 CPS评分≥5分的患者中，在既往一线治疗常规会使用的FOLFOX或XELOX等方案基础上联合纳武利尤单抗治疗，能明显延长患者病情进展的发生时间，患者生存期显著提高。近期该研究的数据更新，进一步提示PD-L1 CPS评分≥1分的胃癌患者都能从一线联合治疗中获益，这为更多患者提供了尝试的可能。

胃癌免疫治疗的探索研究目前仍正在如火如荼地进行中。后续免疫治疗是否能在早期的胃癌患者中，或者接受手术患者的围手术期治疗中再添一把力？我们期待着更多的研究成果对这些问题给予临床更多的指导。相信在不远的将来，免疫治疗可以给胃癌患者带来更多的获益。

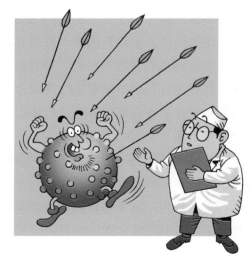

肿瘤治疗的研究正如火如荼地进行中

97 存在 *HER-2* 扩增的患者能不能用免疫治疗

前面我们提及晚期胃癌中有15%左右的患者存在*HER-2*基因扩增，这部分晚期胃癌目前一线治疗的标准就是化疗联合抗HER-2靶向药物——赫赛汀。那么*HER-2*扩增的胃癌患者能不能使用免疫治疗呢？

基础机制研究认为PD-1抑制剂帕博利珠单抗能够增强曲妥珠单抗的主要杀伤机制（抗体依赖细胞介导的细胞毒性作用），同样曲妥珠单抗能够上调肿瘤细胞表面PD-L1表达水平，两者具有协同抗肿瘤作用。随后的临床研究发现，在传统标准治疗方案基础上加入帕博利珠单抗治疗能使1/10的患者肿瘤完全消失，60%～90%的患者肿瘤能够显著缩小30%以上。能够使50%的患者生存2年以上，这些疗效数据显著优于标准治疗方案（化疗联合曲妥珠单抗）。

正因为优异的治疗疗效，2021年5月，美国食品药品管理局（FDA）已批准帕博利珠单抗（商品名可瑞达）联合曲妥珠单抗（商品名赫赛汀）及含氟嘧啶和铂类化疗药物，一线治疗局部晚期不可切除性或转移性*HER-2*阳性胃癌或胃食管交界腺癌患者。但目前的数据还只限于帕博利珠单抗，其他的PD-1单抗免疫治疗是否能够得到和帕博利珠单抗一样的疗效，目前暂不清楚。因此*HER-2*扩增胃癌患者在一线治疗选择免疫治疗联合曲妥珠单抗和化疗时，医生会首先考虑帕博利珠单抗。在这种治疗方案有效的情况下，帕博利珠单抗与曲妥珠单抗推荐维持使用2年。

98 PD-1免疫治疗可能会出现哪些不良反应

近年来，在肿瘤治疗领域进展最快的要属免疫治疗，免疫治疗以其疗效好、不良反应小、有效时间长而得到了大家的青睐，但是免疫治疗本身也有其特有的不良反应，需要在应用时加以注意。

我们知道，免疫治疗的基础是恢复自身免疫系统中的免疫细胞对癌细胞的杀伤能力，然而，如果杀伤力过强，免疫细胞也会开始针对正常细胞进行攻击，就会引起相应的不良反应，常见的受累器官包括肺、甲状腺、肠、肝等。如果肺部受到影响就会出现免疫相关性肺炎，表现为胸闷、气急，在CT上可以看到肺部出现间质受累的表现。如果甲状腺受到影响则会出现甲状腺素分泌异常，临床上表现出倦怠、脾气改变等症状。如果肠道受到影响，常常会出现腹泻。如果影响到肝脏，就会出现转氨酶升高、胃口变差，严重者甚至出现皮肤黄染等症状。此外，乏力也是肿瘤免疫治疗比较常见的不良反应。

胃癌免疫治疗相关研究的结果显示，约2/3的患者会发生不良反应，但多数不良反应可耐受。严重不良反应发生率约为10%。胃癌患者接受免疫治疗后最常见的不良反应有腹泻、腹痛等消化道症状，其次是皮疹、瘙痒、口腔炎等；有的患者还会出现乏力、情绪淡漠等内分泌功能异常表现。有的可能会出现咳嗽、咳痰等肺炎表现。所以临床用药期间，患者及家属对于症状应当密切关注，发现有什么异常症状时可及时与医生交流和联系，以尽可能快地判断不良反应程度并予以科学应对。

99 免疫治疗出现不良反应后还能继续进行吗

患者在接受免疫治疗过程中，一旦出现一定程度的不良反应，往往需要停用免疫治疗药物，并应用激素等药物进行对症处理。那免疫治疗相关不良反应缓解之后，还能否再次尝试应用免疫治疗呢？

肿瘤患者因免疫治疗不良反应停药之后，如果重新应用免疫治疗，就是临床上所谓的免疫治疗"再挑战"。这类患者最大的风险就是重新用药后再次出现不良反应。有研究表明，重新应用免疫治疗后，约有30%的患者会出现与之前相同的不良反应，但重度不良事件的发生率并不会比从前高。也就是说，免疫治疗"再挑战"是可以尝试的。

哪些患者能够安全地接受免疫治疗"再挑战"，目前并没有公认的具体原则。整体而言，如果通过前期免疫治疗实现了肿瘤的部分缓解或病情稳定，那么后期可以考虑进行再挑战；如果前期免疫治疗并没有积极效果（即病情进展），那么就不适宜进行再挑战。如果前期免疫治疗不良反应较轻，应用激素后很快缓解，那么可以考虑再挑战；如果前期不良反应特别重，比如出现致死或致命性不良反应如肺炎、脑炎、心肌炎等，或3～4级（严重或危及生命）免疫相关不良反应，或激素治疗效果不佳，激素用药时间超过2个月，并且脏器功能未完全恢复，那么就不建议再挑战。

患者免疫治疗再挑战通常会选择原来所用的药物，但也有一部分会选择另外的药物。接受免疫治疗再挑战的患者，在治疗期间要密切监测，及时发现并及时处理各种不良反应。

随着免疫治疗的应用越来越广泛，免疫治疗相关的不良反应越来越多地进入到临床医生的视野中。患者在免疫治疗的过程中有以下几点需要特别注意。

（1）注意治疗前的评估：由于免疫治疗的不良反应可轻可重，或可遍布全身的各个器官和脏器，而其中某些反应必须和治疗前的影像学或者血液学检查结果进行对比才可以做出准确的判断，因此，治疗前进行相应的影像学和血液学基线检查尤为重要。

（2）注意治疗过程中的反应：免疫治疗过程中，可能出现各系统的反应，多数症状比较轻微，不影响药物的继续使用，但某些反应可能会比较严重，处理不当或不及时甚至会有生命危险。因此，治疗过程中需要特别注意免疫治疗的不良反应，及时反馈给医生，由医生判断是否需要进一步处理。以下几个表现可能预示着严重的免疫相关不良反应，需要紧急处理。

一是严重的乏力，活动后加重。这种表现可能预示着心脏系统受到影响，需要进一步通过血液学检查等进行综合判断，如果出现心肌损伤需要特别及时和相对强力的干预。

二是气急。肺部在免疫治疗过程中是相对容易受到攻击的器官，而免疫相关性肺炎的主要症状就是气急，切莫在出现气急后不及时处理，否则会耽误宝贵的及时阻断免疫不良反应的时间。

三是皮疹。皮疹是最容易观察到的表现，绝大多数的皮疹比较轻微，但极少数情况下，严重的皮疹也会带来危险，所以皮疹严重时切莫大意，需要请有经验的医生进行判断。

（3）停药后仍有可能出现不良反应：由于免疫治疗的特点是调动自身的免疫系统杀伤肿瘤细胞，而免疫系统具有记忆功能，即便停用了免疫治疗药物，也有可能继续带来疗效，当然同样会继续带来不良反应。所以免疫治疗药物的不良反应绝不像化疗药物和靶向药物一样停药就可以减轻和消除，停药后仍可能会进一步加剧，因此需要特别重视。

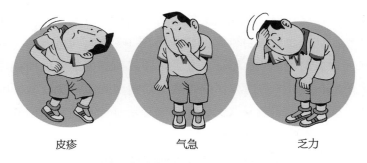

皮疹　　　　　气急　　　　　乏力

若出现严重的免疫相关不良反应，需紧急处理

影视作品中常常有这样的场景，一位身患肿瘤的患者一旦开始接受化疗，就出现了严重的脱发、恶心、呕吐，极其痛苦。其实，影视艺术中的表现并非现实中的真实景象，其往往来源于生活，却用较夸张鲜明的表现来突出人物的痛苦境遇。

在现实的化疗过程中，化疗并不是单纯地直接使用化疗药物，而是在进行化疗前，医生常会针对所采用化疗方案的副作用做相应的预防处理。比如最常见的消化道反应，80%的患者在无处理的状况下会出现恶心、呕吐、食欲下降或便秘等症状，而化疗前常规使用止吐、抗过敏及减少胃酸分泌的药物可避免反酸和呕吐的发生；同时，还会采取保肝措施等尽量避免药物导致的肝功能损害。随着相关药物的不断发展，如今若遇到高致吐的化疗方案，还可以联合多种不同机制的止吐药物避免呕吐的发生。另外，也不是所有的化疗药物都会引起明显的脱发，医生在选择药物时也会征求患者本人的意愿，并尽可能考虑选择脱发少的方案。所以临床上有许多患者，刚开始对化疗很恐惧，但在化疗过程中及化疗结束后并没有出现很强烈的不良反应，这主要源于化疗药物本身的特点及治疗过程中应用了有效合理的预防措施，同时也与患者自身的体力及耐受性较好有关。这与疗效没有直接关系，不能说明疗效不佳。

应当注意的是，化疗药物的不良反应不仅仅表现在消化系统，造血系统、神经系统和泌尿系统等也均可能受累。这些症状往往不是很显著，有时可能会被患者忽略，所以化疗期间及化疗间期患者应当要引起重视，要遵从医嘱，按时复查血液指标，如有异常，及时处理。

　　放疗即放射治疗。肿瘤放射治疗是利用放射线如放射性同位素产生的 α 、β 、γ 射线和各类X线治疗机或加速器产生的X线、电子线、质子束及其他粒子束等治疗恶性肿瘤的一种方法。

　　根据治疗目的的不同，放疗可分为根治性放疗和姑息性放疗。所谓根治性放疗，是指在足够剂量的放射治疗后肿瘤可治愈，患者可获得长期生存。姑息性放疗的目的在于缓解症状、延长寿命及在一定程度上控制肿瘤。

　　手术、放疗和化疗并称为癌症治疗的"三驾马车"，这三种方法各有所长，相辅相成。放疗和手术治疗一样，是一种局部治疗手段，而化疗则是一种全身性治疗。对于一些早期的病例，放疗和手术治疗都有很好的效果，如喉癌。而对于一些局部晚期的病例，放疗是手术治疗很好的补充，如局部晚期的乳腺癌、结直肠癌。在手术治疗后，术野的周围可能存在少量残留的肿瘤细胞，这些肿瘤细胞肉眼不可见，但是显微镜下可以看到，这时给予放疗有助于把残留的肿瘤细胞杀灭，把复发的"种子"扼杀在萌芽中。此外，出于保留器官功能的目的，如为乳腺癌患者保留乳腺，为喉癌患者保留发音功能，医生可以建议这些患者进行放疗，从而避免手术切除或者避免切除整个器官。统计数据表明，在美国每年有60%的癌症患者接受放射治疗。学者Tubiana在1999年报道，45%的恶性肿瘤可以治愈，其中手术治愈22%，放疗治愈18%，而化疗治愈5%。

胃癌的早期症状多不明显，日本、韩国由于可对胃癌进行早期筛查，故早期胃癌发现的比例较高；而我国目前尚未开展针对胃癌的常规筛查，故临床上早期胃癌的检出率较低，局部晚期的胃癌患者占60% ～ 70%。局部晚期的胃癌（$T_3 ～ T_4$，淋巴结阳性）治疗效果不尽如人意，局部复发、腹膜种植转移和远处转移是胃癌治疗失败的主要原因。对已切除的胃癌进行术前、术后放疗，可提高疗效，降低术后复发率。

对于可切除的胃癌，标准的手术治疗为D2根治术（一种现阶段广泛用于胃癌切除的手术方法，清扫淋巴结较彻底），其要求切除2/3以上的胃和廓清第1、2站的胃周淋巴结，并且确保术后无肉眼或者显微镜下肿瘤残留（R0切除）。由于患者的具体情况及各地区、各医疗中心手术技巧的差异，可能有一部分患者并没有接受标准的D2手术，未达到无残留的状态，对于这些患者，在手术后进行术后放疗，有助于降低局部复发，改善生存。对于淋巴结有转移的患者，有临床证据表明，手术后行辅助放疗有助于降低局部复发率。近年来，在手术前进行放化疗的治疗模式也引起了学者们的关注，对于部分患者在手术前进行放化疗，可能有助于提高手术切除率，改善生存，目前还需进一步深入研究。

此外，对于不可手术切除的胃癌患者且化疗后病情相对稳定，给予局部放疗也可能延长生存期；另外，姑息性放疗可以缓解晚期胃癌患者的部分症状，有助于改善生活质量。

胃癌进行放射治疗的主要目的是杀灭肿瘤细胞，在放射治疗的同时，周围的正常组织和器官也可能会受到一定的损伤。随着精确放疗技术的应用，周围正常组织的损伤较以往明显减少。胃癌常见的放疗副作用主要有以下一些。

（1）放射性胃炎：几乎是胃癌放射治疗中必然发生的并发症，患者可出现明显的食欲下降、恶心、呕吐和上腹部疼痛等症状。防治的办法是：注意精心烹调食物，患者要少食多餐，进食易消化的食物，不要吃过甜、过咸、辛辣和油腻的食物。口服维生素 B_6、甲氧氯普胺（胃复安）等药物可减轻恶心。如呕吐明显，可使用5-羟色胺受体拮抗剂和激素治疗。如果症状较重，治疗效果不佳时可考虑外周静脉营养和停止放疗。

（2）放射性肝损伤：自运用精确放疗技术以来，放射性肝损伤的发生概率较前明显下降。由于肝脏的代偿功能强大，小部分肝脏接受较高剂量的照射，对其功能影响不大。临床上一般可出现恶心、食欲下降和转氨酶升高等。目前在严格剂量限制的情况下，肝脏的受照剂量被限制在一定的范围内，很少出现明显的肝损伤和肝毒性。如果出现恶心、食欲下降等症状，可给予对症处理，一般放疗结束后会较快恢复；如果出现转氨酶升高，可酌情口服或静脉给予保肝药物，一般1～2周可以恢复正常。可视情况轻重，考虑是否暂停放疗。

（3）放射性肾损伤：肾脏跟肝脏的情况类似，目前在严格剂量限制的情况下，肾脏的受照剂量被限制在一定的范围内，很少出现明显的肾损伤和毒性，早期反应可能表现为肌酐的升高，而剂量超过一定的范围时，受照肾脏组织晚期会出现肾功能的减退甚至丧失。一旦出现晚期损伤，很难恢复，所以需要严格限制肾脏的照射剂量。

（4）放疗后红细胞、白细胞、血小板减少：造血系统对放射线高度敏感，放射治疗时骨髓内各种造血细胞的分裂增殖受到抑制，导致向周围血中释放的成熟细胞减少，包括白细胞、红细胞和血小板。放射线对生成这三种细胞的前体细胞的放射敏感程度是一样的，但由于白细胞和血小板的寿命很短，因此外周血中计数很快下降，而红细胞的生产时间很长，贫血出现较晚。因此，放疗期间应每周检查血常规 1 ～ 2 次，对白细胞和血小板下降明显者，给予造血细胞因子治疗，严重时可予以输血或停止放疗。

小贴士

胃癌患者放疗后的皮肤护理

· 清洗时尽量使用冷水和温和的肥皂，并尽可能使接受放疗的皮肤避免摩擦。

· 穿宽松的衣裤，特别是接受放疗的部位不要穿得太紧。

· 不要摩擦、搔抓敏感部位。

· 除外特殊治疗方法，不要自行把热毛巾或冰袋等放在接受放疗的皮肤上，刺激会增加本就脆弱的皮肤负担。

· 放疗期间和放疗结束后的几周内，不要在接受放疗的部位上擦药粉、护肤霜、香水、除臭剂、药膏、洗液和药物等。

· 放疗时和放疗结束后一年之内，不要让接受放疗的部位暴露在阳光下。

放疗前，首先应与医生充分沟通，使自己对放疗有所了解，避免紧张、恐惧情绪。其次，注意营养调配，保护好放疗区域的皮肤，避免局部感染。戒烟、酒，治疗全身合并症，如控制血糖等。

放疗中，患者应注意休息，加强营养，注意饮食搭配，遵循"三高一低"的原则，即高蛋白质、高碳水化合物、高维生素、低脂肪，进食易消化食物，少食多餐；戒烟、酒，忌辛辣食物，注意口腔卫生；保护被照射皮肤勿受刺激，照射野内皮肤勿贴胶布、膏药，不要涂碘酒、红汞和酒精等，也不要热敷。如果出现腹痛、出血、感染、头昏、食欲不振、恶心和呕吐等症状，应及时报告医生，医生会注意调整治疗方法及剂量，尽量保护不必照射的部位，同时给予相应的药物治疗。患者应充分摄入水分，可减轻全身反应及避免局部放射损伤。

照射后的局部皮肤要保持清洁，避免物理和化学刺激，不要过分摩擦，患者内衣应柔软，衣领不要过硬。照射后的器官因受放射性损伤，抵抗力减低，易继发感染，所以要对不同的放疗部位加以相应保护。

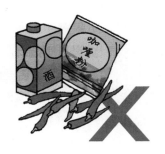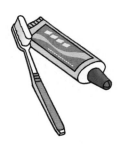

放疗时忌辛辣食物，注意口腔卫生

提到质子重离子治疗，稍微关注肿瘤治疗的朋友肯定都听说过。这种先进的放疗手段以其对局部肿瘤治疗精准、穿透杀伤力强、疗效好、副作用小的强力优势，备受很多肿瘤患者和民众的关注。但由于技术要求高，仪器设备昂贵，目前国内也仅有一线城市个别医院能开展，更让它成为一种"传说"。而舆论要么把这种治疗夸大，引来大家盲目的追捧，要么偏激地认为它是个"骗局"。所以，希望通过下面的讲述能让大家对这种治疗有更客观和更理性的认识。

首先，质子和重离子技术究竟靠不靠谱？可以肯定地回答"靠谱"！这是一种放疗技术，放疗就是利用放射性物质对局部肿瘤进行杀伤的治疗，其是国际公认的尖端放疗技术的一种。质子和重离子同属于粒子线，与传统的光子线不同，粒子线进入人体后，射线能量的绝大部分在体内一定的深度（通常为肿瘤区域）处释放，形成一个峰——"布拉格峰（Bragg peak）"，可以理解这个峰就是它能量释放最高、杀伤力最强的区域。而质子重离子在这个峰区前的入射路径中能量释放较小，在布拉格峰末端，能量则会很快降为零。射线在人体内穿过的路径中两侧能量释放也很少，即质子重离子射线的末端散射和侧向散射都非常小。如果布拉格峰区的位置控制在肿瘤组织部分，那么肿瘤两侧及后方的组织由于接受的射线很少，所以就能比传统放疗得到更好的保护。整个治疗过程好比是针对肿瘤的"立体定向爆破"，能够对肿瘤病灶进行强有力的照射，同时又避开正常组织，实现疗效最大化。

其次，质子重离子治疗是所向披靡，无所不能的吗？回答："不是。"这种治疗对于无法耐受手术的早期肺癌、肝癌和前列腺癌等；或生长位置比较"孤僻"或通过手术会造成身体大面积损毁的肿瘤如鼻咽癌、口咽癌、脑膜瘤等；或者靠近心脏大血管手术风险极大的肿瘤是较为理想的治疗手段。

然而，对于一些非实体性肿瘤，如血液肿瘤（白血病）等，或固有抗放射的恶性肿瘤，如胰腺癌、肝癌、软组织肉瘤、骨肉瘤等，以及光子放射治疗局部失败的肿瘤是不适合质子重离子治疗的。同时肿瘤已发生多发远处转移的，且转移灶≥3个，肿瘤较广泛；或同一部位1年内接受过放射治疗或放射性粒子植入的肿瘤也是不适合的。可以很好理解，放疗在于局部控制，一旦肿瘤广泛，或者局部条件不足，再怎么强调局部治疗意义也不大了。

相信大家已经对质子重离子的原理、优势和局限性有了一定的了解。这种高精准的放射治疗手段确实是一种好的治疗方法，不过，它终归是一种局部治疗手段，需要由放疗专业医生根据病种和病情来判断是否适合该治疗。不得不说的是，目前能开展这种治疗的国家仅有美国、德国、日本和中国，我国目前也仅有上海权威专业医院开展。患者及家属不要轻信网络上的不良宣传，如有治疗意愿的话应当于正规医院进行咨询。

　　介入治疗是近年来发展起来的一门集影像学手段和临床治疗于一体的技术。它是在CT、超声和MRI等影像设备的引导和监视下，利用穿刺针、导管及其他介入器材，通过人体自然孔道或微小的创口将特定的器械导入人体病变部位进行微创治疗的一系列技术的总称。

　　胃癌的介入治疗，一般是指通过动脉插管，让导管进入胃左动脉或胃十二指肠动脉，找到供应肿瘤生长的分支，注入化疗药物。那么，一般哪些胃癌可以实施介入治疗呢？比如可实施手术治疗但直接手术暂时无法做到根治性切除的胃癌，在进行手术之前，术前的局部化疗和（或）栓塞，既可减少术中出血，又可以减少和预防术后局部复发与转移，同时在介入治疗后病灶缩小，有利于行外科切除。另外，有些进展期胃癌手术切除后可接受介入治疗，包括术后预防、减少局部复发与远处转移，以及术后残胃复发癌或发生转移时。有些胃癌虽经影像学综合检查能够手术切除，但有手术禁忌证或拒绝手术者，以及晚期胃癌即胃癌检出时已发生其他部位转移而不能手术者，介入治疗有助于控制局部病灶，改善症状，提高患者的生活质量。

　　然而，胃癌的介入治疗并不是非常成熟的疗法，临床应用还不是很广泛，最新的指南中也没有推荐应用。建议根据患者的病情，以目前临床经验积累较多的手术结合放化疗为主，同时，可酌情考虑相应的介入治疗。

　　肝脏是胃癌常见的转移部位，4% ～ 14%的患者会在确诊胃癌时发现肝转移，37%的患者在胃癌术后出现肝转移，肝转移是危及晚期胃癌患者生命的主要原因，也是近年来国际胃癌相关研究中的热点之一。那么，临床上遇到胃癌肝转移的患者究竟该如何治疗呢？

　　理论上，胃癌细胞是经过血行转移到肝脏的，所以一旦确诊为胃癌肝转移，就意味着肿瘤细胞已存在于全身血液中，这个时候手术切除肝转移病灶已经无法达到根治的效果，应当采取的有效措施就是全身系统化疗。目前指南推荐的治疗方法也是全身系统性化疗，但实践中单纯依赖化疗的疗效还是有限的。

　　近年来，随着外科技术的进步，越来越多的学者思考是否可借鉴结肠癌肝转移中切除肝转移的治疗方法，对胃癌肝转移的病灶也尝试切除？然而，针对这个问题目前仍存在很大争论。胃癌伴肝转移的切除并不如结肠癌肝转移的疗效那么确切，目前也没有相关指南对此做出绝对的推荐。但在很多外科医生的经验积累和探索研究中，也呈现出不少通过手术能够获益的患者群体。相关资料提示：胃癌肝转移手术切除的疗效与肝转移灶数目、转移灶直径、转移灶的分布及手术切缘有无残留有一定的关联。只有肝转移灶单发、小于5厘米，且手术时能够保证手术切缘无肿瘤细胞残留的患者才能有较好的预后。同时，对于有潜在可切除可能的部分胃癌肝转移患者，最好能在术前接受2 ～ 4个周期的化疗以帮助控制病情，降低手术风险，增加可切除率。当然，这个治疗方案是否可行还需要肿瘤内外科医生一同根据患者情况而定。

　　对于不能手术切除的患者，除了全身治疗以外，部分患者也可通过射频消融技术来对局部病灶进行干预。射频消融技术的优势在于创伤小、恢复快，但由于无法明确肿瘤损毁情况，局部复发率高，远期效果也亟待验证。

对于胃癌肝转移的治疗，除了控制肿瘤以外，还要兼顾患者的身体和脏器功能，因为这个阶段的治疗要持续较长时间，要注意保护机体功能，做好打持久战的准备。

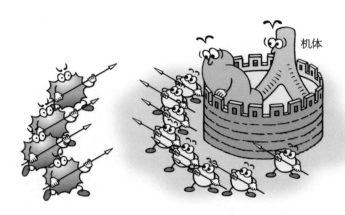

抗癌是场持久战，注意保护机体功能

胃癌患者如出现恶心、呕吐、腹痛、腹胀及排便困难或停止排便症状，经腹部立卧位平片检查后可以确诊是否存在肠梗阻。胃癌引起肠梗阻有多种可能的原因，一方面是患者本身病情较严重，肿瘤病灶本身或腹腔和盆腔转移灶导致胃肠道管腔狭窄、阻塞造成梗阻，这种梗阻往往可能是多处的粘连或狭窄。另一方面也有可能是其他原因，如手术后肠粘连，晚期肠癌患者使用吗啡等阿片类药物进行止痛治疗的时候，阿片类药物会引起便秘，严重时也可引起肠梗阻，所以要仔细鉴别肠梗阻的原因。

肠梗阻的主要表现一般与梗阻的部位及水平有关。十二指肠梗阻，由于位置高、接近胃，易引起严重而很难控制的呕吐，且没有明显的腹胀。小肠梗阻尽管也有恶心、呕吐，但腹胀更为明显且肠鸣音活跃，同时中上腹疼痛较为剧烈且呈绞痛。大肠梗阻常引起中下腹重度的腹胀，呕吐常常发生较迟。

对于肠梗阻的治疗，主要包括内科治疗和外科治疗。

（1）内科治疗：① 禁食、禁水，为的是减少肠道负担，减少呕吐的发生，同时给予静脉输注营养液以保证身体能量的供应。② 胃肠减压：是治疗肠梗阻的重要方法之一，通过胃肠减压吸出胃肠道内的气体和液体，可减轻腹胀，降低肠腔内压力，减少细菌和毒素，有利于改善局部和全身的情况。③ 防治感染：肠道内有很多细菌，在正常情况下这些细菌是不致病的，但是肠梗阻发生时，菌群容易失调，而且肠道的屏障功能和免疫功能下降，容易发生感染，这时使用抗生素，对防治细菌感染有重要意义。④ 减少肠道的分泌：肠道每日分泌的液体量多达数千毫升，其中大部分被肠壁重新吸收，肠梗阻的时候，肠道分泌的液体量增加，但重吸收减少，液体在肠道内潴留，加重了梗阻的症状，使用一些减少肠道分泌的药物可以缓解梗阻的症状，临床上常用的是生长抑素类的药物，如奥曲肽（善宁）。

（2）外科治疗：手术仅应用于少数胃癌患者，手术的适应证为患者生存期预计超过3个月，有良好的身体状态，仅有一处梗阻部位。如果患者以往有姑息性手术史、多处梗阻、腹水、可扪及腹部包块或体力评分低下，则不适合手术。另一个外科治疗的适应证是高位幽门梗阻或结直肠梗阻，如果部位合适，可使用一个柔软且有覆膜的支架通过梗阻部位，使上、下肠腔能够连通，解除梗阻的症状。

肠梗阻患者经常伴有恶心、呕吐和腹痛等症状，所以在肠梗阻的治疗中，止吐和镇痛也不可少。

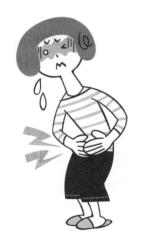

肠梗阻时首先要明确发病原因

胃癌是侵袭和转移能力较强的一种肿瘤，前面介绍过，它会出现转移到肝、肺、肾等情况，另外，还有一种情况比较特殊，就是胃癌转移到卵巢，也就是常说的Krukenberg瘤（即库肯勃瘤）。

临床上患者常以腹痛、腹胀、腹部肿块及腹水为就诊症状，亦有一些少见症状，如阴道流血、胸腔积液等。胃癌转移至卵巢往往说明病情已属于晚期，治疗效果不是很好。目前针对胃癌卵巢转移的治疗尚无明确的共识，在大量临床经验的指导下，多数专家倾向于以外科手术为主的多学科治疗。建议治疗期间应定期复查，在出现可疑症状时，应进行腹部CT、阴道超声等检查观察肿瘤的大小、是否与周围粘连、是否有其他的转移，以及还有没有手术的可能、有没有包括双侧卵巢切除根治的可能。如果有手术的可能就应行手术切除。

对于术后相应的辅助治疗或是不能手术的患者建议接受化疗，药物以氟尿嘧啶、铂类等最为常用。化疗采用全身化疗和局部治疗相结合，具体的疗程目前尚无定论，可由医生根据各自的临床经验来决定。

对于广泛盆腔和腹腔转移未能将肿瘤彻底清除的患者，可在术中、术后予以腹腔灌注化疗，提高腹腔化疗药物浓度，以帮助杀灭残留的肿瘤病灶或脱落的肿瘤细胞，提高手术疗效。

由于胃癌卵巢转移对放疗并不十分敏感，故不常规推荐。但对于盆腔复发或者存在骨转移的患者，可以考虑姑息性放疗。

胃癌是容易发生腹腔转移的疾病。一旦胃癌出现腹膜转移、腹腔淋巴结肿大，就很可能由于系膜牵拉或者肿瘤压迫导致输尿管受压、狭窄，出现肾积水。肾脏内滞留的大量液体又会压迫肾脏组织，导致血供障碍，肾功能急剧受损，长期压迫最终可致肾脏坏死。所以对肿瘤导致的肾积水，一定要尽早发现，及时引流。

目前肾积水的引流方式有两种：双J管置放术和经皮肾造瘘术。

（1）双J管置放术：双J管又称"猪尾巴导管"，是一根两头卷曲的导管，在膀胱镜的帮助下，经尿道放置进入输尿管，一头在肾盂内，一头在膀胱内，帮助尿液从肾脏引流至膀胱。此操作无创，置管后不影响患者生活质量。但置管费用较昂贵，且通常置管不能超过3个月，否则导管可能变质、易断裂，不易拔除或产生结石。

（2）经皮肾造瘘术：是一种高位尿流改道的手术，是在B超的引导下，经腰部皮肤穿刺置管入肾盂，并在腰部留置引流袋，引流肾脏积水。此操作方法简单，损伤较小，价格便宜，但需长期外置尿袋，且创口需经常换药。

两种引流方式特点不同，在选择时要有所侧重。由于双J管需3个月更换一次，且更换过程复杂，置管要求高，故临床上常选择那些局部压迫且短期可以恢复的患者。对于一般情况较差，无法耐受膀胱镜的患者；胰腺肿瘤包绕输尿管，导致输尿管完全闭塞无法置管的患者；以及肿瘤进展迅速，输尿管梗阻持续无法解除的患者，均只能选择经皮肾造瘘术。

晚期胃癌常见的转移部位有肝脏、肺、卵巢及腹膜等，其中腹膜转移是导致患者病情变化甚至是威胁生命的最重要原因之一。腹膜转移导致的腹水、肠梗阻或肾积水等并发症十分严重地影响着患者的生活质量。那么面对腹膜转移，有什么好的治疗措施呢？

由于腹膜病变广泛、血-腹膜屏障的存在、患者体力状况恶化等因素，常规治疗方法对控制胃癌腹膜转移效果不佳，一直以来也是胃癌治疗中的难点。目前临床上常用的治疗措施如下。

（1）全身系统化疗：这是晚期胃癌一种有效的治疗方法，优于最佳支持治疗。目前，临床上常用的氟尿嘧啶类联合铂类的两药方案疗效优于单药方案，毒性小于三药方案。腹膜转移是胃癌全身性疾病的局部表现，全身系统化疗是胃癌腹膜转移的标准治疗，也可根据患者一般状况、合并症、有无腹水、不良反应等结合腹腔化疗等局部治疗手段。

（2）腹腔灌注化疗（IPC）：就是将化疗药物注入腹腔中，可以提高局部腹膜药物浓度，降低全身不良反应。通过比较腹腔给药后药物在腹腔及血浆中的浓度发现，紫杉醇、多西他赛、吉西他滨、5-氟尿嘧啶和多柔比星等在腹腔中可保持较高浓度。然而，药物渗透性不足及药物分布不均等因素使肉眼可见的腹膜转移病灶对单纯腹腔给药反应率较低。单独使用疗效较为有限，因此全身系统化疗仍为核心治疗方案，由于腹膜转移是全身系统性疾病的局部反应，腹腔灌注化疗目前尚为补充。

（3）腹腔内热灌注化疗（HIPEC）：将热疗和腹腔局部灌注化疗相结合，其优势是药物直接作用于癌细胞，影响腹膜微环境，抑制癌细胞种植，不良反应小，对机体的免疫力影响小。但是，目前

HIPEC作为预防性手段的临床证据不足，仍需进一步探索。

（4）新辅助腹腔内联合全身化疗（NIPS）：近年来，日本学者开展的晚期胃癌伴腹膜转移的部分研究中，选择紫杉醇联合替吉奥两药，通过一种新的给药途径，即全身静脉结合腹腔内注入，引起大家越来越多的关注。在全身肿瘤负荷通过静脉给予紫杉醇联合口服替吉奥系统化疗的前提下，利用血浆-腹膜屏障作用，通过腹腔内给予紫杉醇，以期提高疗效，但尚处于探索阶段。

（5）手术治疗：对于确诊为腹膜转移的初治患者，临床大量证据已提示手术联合化疗较单纯化疗并没有给患者带来获益，故不推荐手术治疗。如果患者同时存在外科急症，如肠梗阻、出血、顽固性腹水等，那么经多学科医生讨论后，可以考虑通过姑息性手术缓解相关症状。对于经过化疗后出现明确腹膜转移病情控制的患者，如一般状况较好，经过多学科讨论后，可以考虑手术治疗，但也还在进一步探索尝试中。哪些患者能够手术治疗有效还不能确定。

胃癌患者一旦出现腹膜种植转移，可接受的有效治疗较为有限。仅有少部分局部转移的患者可以通过手术清除所有可见的肿瘤，称之为完全减瘤术，这也是非常关键的一步。然而如果患者表现为广泛性肿瘤浸润，就意味着有许多肿瘤细胞残留在腹腔内，为了消灭这些肿瘤细胞，无论是在手术期间还是不能手术的患者都可以进行腹腔内热灌注化疗。

　　腹腔内热灌注化疗是将化疗药物和大容量灌注液混合加热后，持续、循环、恒温地灌注入患者腹腔内，并维持一定的时间，通过热化疗的协同作用和大容量灌注冲刷的作用有效地杀灭和清除腹腔内残留的癌细胞和微小转移灶，预防和治疗腹膜转移肿瘤。热效应与化疗药物有协同作用，当温度加热到42～43℃时，明显增强了肿瘤细胞对化疗的敏感性。很多传统的化疗药物如丝裂霉素和顺铂等已被许多临床机构用于腹腔内热灌注化疗。

　　腹腔内热灌注化疗对腹腔种植的肿瘤具有较好的姑息治疗作用，但并不适用于所有的腹膜转移患者。目前的研究证据还尚未充分认可其相较于全身治疗是否会给患者带来更好的获益，仅对一些腹膜转移较局限、较少的患者可能有较好疗效。所以这种方法现在更多推荐用于术后可能具有腹腔残余肿瘤的辅助治疗。

尽管近几年晚期胃癌治疗在不断地发展进步，但针对胃癌腹膜复发转移的临床突破甚少，其原因在于大多数常规化疗药物全身应用时并不能很好地渗透腹膜屏障，药物疗效受限。所以至今，腹膜转移的诊治仍是临床上十分棘手的难题。

近年来，日本外科医生在力求为不可切除的部分胃癌伴腹膜转移患者争取手术机会的相关研究中，在传统全身肿瘤负荷通过静脉给予紫杉醇联合口服替吉奥系统化疗的情况下，利用血浆-腹膜屏障作用，再通过腹腔内给予紫杉醇化疗，使得大分子化疗药物紫杉醇直接进入腹腔。腹腔内紫杉醇相较于其他传统药物其毒副作用小，同时具有在腹腔内保持高药物浓度的特点，可以直接作用于肿瘤组织，维持时间较长，相比传统的单一全身性给药可能更有效地抑制腹膜转移复发灶，提高治疗效果。在日本开展的该类研究中，这种老药新途径的方法，着实为许多原本不能手术的患者赢得了手术机会。同时在那些出现癌性腹水的患者中也有50%以上的患者腹水消失或明显减少，生活质量得到明显改善。

我国胃癌的发病情况不同于日本，日本由于胃癌普查的开展，其胃癌大多起病为早期，前期治疗及时且疗效好，很多患者术后或初诊时仅出现单一或者较局限的腹膜转移。而我国大部分患者一旦出现腹膜转移，就表现为腹膜广泛转移，同时伴有腹膜后、腹腔干旁淋巴结及肝脏等其他脏器转移，基本上已不能手术。所以能否让这部分患者也能通过该种方法获益，是我国肿瘤领域正在开展的工作和研究，实践证明许多患者取得了不错的疗效。

恶性腹水是晚期胃癌常见的并发症，多是因为癌细胞转移至腹膜导致的。恶性腹水蛋白含量较高，浓度约为血浆的85%，富含蛋白的腹水是细菌的良好培养基，加上患者免疫功能低下，所以腹水常继发腹膜炎。腹水中查见癌细胞是诊断恶性腹水的可靠依据。

目前治疗恶性腹水的方法并不多，首先考虑治疗原发肿瘤，多使用系统化疗。其次是减少腹水，可以使用利尿剂，通过增加尿量来减少腹水量，可适当地补充白蛋白以增加利尿效果。利尿剂应足量，最好同时应用保钾及排钾利尿剂，以避免钾离子的失衡，同时注意检测电解质。

当患者腹水量大，症状严重，如腹水使胃受压迫致饮食受限并出现恶心、呕吐，或者腹水导致膈肌上抬引起呼吸困难、不能平卧，影响休息和睡眠，以及利尿剂效果不佳时，可考虑使用腹腔穿刺引流术，将腹水排出体外以缓解症状。另外，腹腔穿刺后还可以向腹腔内灌注化疗药物、生物制剂和免疫调节剂等治疗腹水。

对于"腹水该不该放"，应具体情况具体分析。目前腹腔穿刺放腹水的适应证主要有以下几个：腹壁膨胀引起疼痛、不适及胀满；腹水引起膈肌上抬导致呼吸困难；腹水引起胃受压出现恶心、呕吐及消化不良。但是，腹水不能放得过多、过快，因为腹腔压力迅速下降会加速腹水的生成，所以腹水每放出200～300毫升就要暂停一下，30～60分钟后再放，每日腹水放液总量一般为1 000毫升左右，患者症状缓解后可停止放腹水。

晚期胃癌患者常伴发大量的腹水，当腹胀难忍时放腹水也许是最简单、快速的办法。但是有人说腹水会越放越多，腹水最好不放，事实是这样吗？

腹腔是一个密闭的腔隙，正常情况下会由腹膜分泌少量的液体（约 50 毫升）来润滑肠管，协助蠕动。这些腹水"有来有去"，不会在腹腔蓄积。当出现异常病症如肿瘤腹腔转移时，这种平衡就会被打破。当肿瘤种植转移至腹腔时，肿瘤细胞持续刺激和损伤腹膜组织，可导致腹水持续渗漏出来。如果不及时给予治疗，腹水会源源不断地产生，使腹部越来越鼓。当腹腔压力极大而腹水无处可去时，腹水产生的速度才会趋缓，但此时的患者已如十月怀胎的孕妇，腹胀难忍。这时如果给予腹腔放液，腹腔压力将会减少，而腹水很快又会继续产生并填满空隙。所以，腹水患者如果不采取任何治疗措施，腹水的确会越抽越多。

那既然越抽越多，腹水是不是最好就不要抽？当然不是！首先，我们前面讲到的是在没有治疗措施的前提下，腹水才会源源不断地产生，但临床实际情况是医生不可能对大量的腹水袖手旁观。其次，腹水是影响患者生活质量的重要因素之一，当出现严重腹胀症状时，让患者舒服才是治疗的重中之重。故腹腔放液以改善腹胀症状需排在所有"治水"目的的首位。当然腹水放液也不能贪多，大量腹水流失会导致体液不足、白蛋白低下，会引起一系列的并发症，故多次、少量、慢慢放液才是正确的方法。

胃癌患者大多数会出现食欲下降、进食减少等表现，这与很多因素有关，最常见的原因有以下几种。

（1）疾病本身引起的食欲减退：如胃癌引起的腹痛、腹胀、恶心和呕吐等都可引起食欲减退。如果并发肠梗阻，患者甚至无法进食。

（2）治疗相关的食欲减退：进行化疗或放疗的患者多数会出现味觉的变化，这种味觉异常可能与抗癌药物作用于正常的味觉细胞有关，使味觉的感受性下降或出现异常的味觉，进而患者无法品尝出食物原有的味道而影响患者的食欲。化疗还会损伤胃肠黏膜，影响消化功能，或出现其他并发症如便秘，均可引起食欲减退。

（3）环境变化或精神状态不好使患者食欲减退：肿瘤患者，尤其是晚期癌症患者或多或少存在恐惧、抑郁和悲观等不良情绪，这种情绪障碍会使他们对食物失去兴趣。很多患者在住院期间，因为医院的饭食不合胃口，且环境发生了改变，食欲大大下降。

一旦患者食欲不好，加之营养补充不足和癌症的消耗，就会导致营养不良。面对这种情况，我们应该主要从以下两个方面入手，首先调节饮食，给予患者营养丰富、易于消化的食物，烹饪方法要适合患者口味，并做到色、香、味俱全，以增加患者食欲，还可嘱患者食用一些可促进唾液腺分泌的食物，如山楂、杨梅等，从而促进胃液分泌，增进食欲。其次就是进行药物治疗，目前改善食欲的主要药物有甲地孕酮、糖皮质激素等。甲地孕酮不仅能刺激食欲、增加体重、促进蛋白同化、改善体力及精神状态，而且对骨髓及胃肠道有保护作用，可以减轻化疗药物所致的骨髓抑制及消化道反应。因此，甲地孕酮是治疗癌症相关食欲下降、营养不良的标准用药，特别是能改善化疗期间癌症患者的生活质量。糖皮质激素也有增加食欲、改善营养状态的作用，但长期使用有较高的不良反应发生率，目前临床上使用最多的是地塞米松。

除了药物治疗以外，使用肠内、肠外营养制剂也是改善营养不良状态的重要方法。肠内营养制剂是口服的，它将各种营养素组合在一起供患者使用。肠外营养制剂一般是供静脉输注使用，医生可以根据每个患者不同的需要进行调配。

小 贴 士

常说的"流质""半流质"饮食是指什么？

• 流质饮食：流质饮食为液状食物，如米汤、豆浆、牛奶、稀藕粉、果汁、菜汁和肉汁等。

• 半流质饮食：是指呈半流质状态、容易咀嚼和消化、纤维素含量少、营养丰富的食物，如粥、面条、蒸鸡蛋、豆腐脑等。

• 少渣半流质饮食：是一种特殊的半流质饮食，较严格限制饮食中的纤维素含量，除了使用过滤的菜汤、果汁外，不用其他蔬菜和水果。

• 软质饮食：是一种质软食物，粗硬纤维含量少，容易咀嚼、吞咽和消化，如软米饭、馒头、包子等。

在胃肠外科或者肿瘤科的病房里，患者在手术后的一段时间里，静脉输注最多的是一袋乳白色的液体，患者常常称它为"牛奶"。那么这袋"牛奶"里面究竟是什么？

平时我们饮用的牛奶乳制品营养丰富，包含水、脂肪、蛋白质及多种人体所需的矿物质和微量元素。而临床上使用的这袋"牛奶"其实就是针对因胃肠道手术后短时间内或者病情导致长时间内胃肠道功能不能恢复而无法进食的患者，所给予的"胃肠外营养"，也就是把人体所需要的营养完全通过静脉直接输注到人体内。

"牛奶"因其体积大，容量最多可达3升，因此临床上习惯称为"3升袋"。这袋营养液中包含了人体能量供给的三大主要物质——糖、脂肪和蛋白质，还含有人体所需的钠、钾、钙、镁等多种电解质，以及水溶性和脂溶性的维生素、人体所需的微量元素等营养素。这些营养素是根据不同患者的病情特点、患者的身体状况等因素综合考虑后，由专业医生给予合适的配比，可以说它的营养价值比真正的牛奶更胜一筹。

"牛奶"虽好，但并不能替代经口进食。当患者肠道功能恢复正常或恢复部分消化和吸收功能时，还是应当优先考虑通过进食或肠内营养的方式来进行营养支持。长时间单纯使用胃肠外营养会导致一些不良反应，如电解质紊乱、糖代谢紊乱等代谢并发症，还可能造成淤胆、肠道黏膜屏障受损等。

补充营养是否会"喂养"癌细胞而促进肿瘤生长

　　众所周知，肿瘤细胞的生长速度比正常细胞快得多，它们争夺营养物质的能力也比正常细胞强，所以很多人理所当然地认为应该要少吃，这样可以把肿瘤细胞"饿死"。反之，如果补充营养，就是"喂养"肿瘤细胞，尤其是和"吃"直接相关的胃癌，其实这个想法是错的。

　　就算肿瘤患者不吃不喝，肿瘤细胞也能通过"糖酵解"的方式消耗人体的骨骼肌，从而掠夺营养；而正常的组织细胞如果营养不良，不仅机体的免疫力受到影响，还可能因为身体吃不消而影响放化疗的正常进行，并且在化疗过后由于正常细胞受到化疗药物的杀灭造成机体抵抗力差而容易感染，甚至有生命危险。所以，肿瘤患者不仅要正常吃，以保证机体正常的营养需要，而且还要讲究吃什么。

　　前期科学家的研究提示肿瘤细胞似乎更青睐"糖"这种能源物质，它主要通过糖代谢来提供能量，但由于肿瘤糖代谢相关机制的异常，肿瘤细胞摄取糖的利用率是不高的，也就是说，其需要消耗更多的糖才能供给肿瘤足够的能量。然而肿瘤并不特别擅长利用脂肪来提供能量。而对于正常细胞，糖和脂肪都是供给能源的主要来源。所以在营养供给方面，一些学者认为肿瘤患者可以通过低糖摄入、相对提高脂肪摄入的比例来抑制肿瘤能量的供给，同时又不影响正常细胞的代谢。当然，这并不是说绝对不摄入能产糖的食物而只依靠脂类，因为这样是绝对不科学的，也会带来更多代谢紊乱的问题。所以我们所指的"低糖、高脂、高蛋白"的策略一定要有科学的营养配比，要在专业的营养师的指导下进行。

　　总的来说，肿瘤患者如何补充营养是很有讲究的，建议正常生活中要少吃甜食，如碳酸饮料、蛋糕等，尽量保证优质蛋白质的摄入，如鸡蛋、牛奶、鱼肉等。胃癌患者的胃部很多都是经过手术大部分或者全部切除的，这样势必会影响食物的消化和吸收，更容易造成营养不良，所以胃癌患者更需要营养支持，养成少食多餐、吃易消化食物的饮食习惯，同时可以在医生的指导下选择更容易吸收的专业配方营养素。

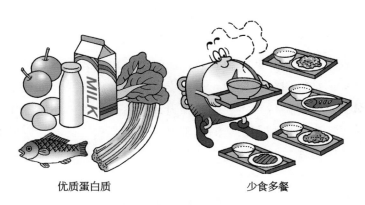

优质蛋白质　　　　　　　　少食多餐

营养补充和饮食习惯要科学合理

疼痛其实就是组织损伤或潜在的组织损伤所引起的一种不愉快的感受和情感体验，换句话说，疼痛是一种躯体精神症状，同时可伴有多系统的功能改变。

胃癌为什么会引起疼痛呢？主要有以下几个原因：① 与疾病相关的原因，如癌肿侵犯胃壁或神经受压迫、侵犯等。② 与治疗相关的原因，如术后瘢痕或粘连、放疗导致的组织纤维化、化疗导致的神经病变等。③ 与并发症相关的原因，如便秘、褥疮、关节强直及少见的疱疹后神经痛等。

疼痛是晚期癌症最常见的症状之一，也是对患者影响最为明显的症状。疼痛会对患者造成许多不利的影响，如疼痛会引起焦虑、烦躁、不安、抑郁和恐惧，影响患者情绪和睡眠。疼痛会限制患者活动，对行动能力、日常生活、社交产生负面影响。疼痛会对脏器功能造成损害，如血压升高、心律失常、水钠潴留、低氧血症、肺炎、肺不张、消化不良、食欲不振、恶心、呕吐和免疫功能下降等。长期的癌痛不仅给患者带来痛苦，影响其生活质量，使其丧失生活自理能力和人格的尊严，同时也会使患者的机体免疫力下降，使癌症有进一步发展的机会。因此，癌症引起的疼痛需要治疗，患者无需忍痛。

疼痛有着变化繁多的表现形式，主要是由于人体的复杂性及机体内、外部环境的不断变化和相互影响造成的。外部刺激与机体应对这些刺激的能力之间是一种动态的互动关系，这种关系大大增加了疼痛治疗的复杂性。这就是为什么在同样的刺激下，有的患者会感到剧烈疼痛，而有的患者却不然，甚至同样的疼痛刺激出现在不同的生命时刻，对个体的影响也不尽相同。因此，正确认识疼痛，了解疼痛，才能使有效的控制疼痛成为可能。

疼痛评估是控制癌痛最关键的一步，治疗开始前必须对疼痛做好详尽又全面的评估，通过评估，医生可以了解疼痛的分类、性质、强度、部位和范围，为临床选择疼痛治疗方法提供参考依据。患者对疼痛评估的内容也要有所了解，这样才能配合医生做好评估。评估患者的疼痛是一种很重要的技巧，它需要良好的思路、耐心的倾听和敏锐的观察。经验的积累对精确评估是很有帮助的，但精确评估并不能一次完成，它需要不断反复地进行。

疼痛是一种主观感受，但要将其客观地反映出来，就需要采用某些测量工具。目前常用的有简明疼痛调查表（BPI）和McGill疼痛调查表（MPQ）。其他可靠有效的自评工具主要还有视觉模拟法（VAS划线法）、主诉疼痛的程度分级法（VRS法）和数字分级法（NRS法）。VAS划线法是用一段有标记的直线，直线的两端分别表示无痛和剧痛，被评估的患者将标出直线上的一点来表示自己所感受到的疼痛程度。VRS法是以一组按顺序排列的词来描述疼痛的不同强度等级，如无痛、轻度疼痛、中度疼痛、重度疼痛。NRS法与VAS划线法很相似，但NRS法所用的是数字标记的直线，这些数字表示了疼痛的强度等级。

总之，只有对疼痛做出客观的评估，才能快速、确切缓解患者的疼痛。疼痛规范化治疗原则包括：有效消除疼痛；限制药物不良反应的发生；把疼痛及治疗带来的心理负担降到最低，全面提高患者生活质量。常用的癌痛治疗方法包括以下几类。

（1）镇痛药物：镇痛药物治疗是首选方法，具有给药方便、有效、可控性强、安全等特点，主要采用口服或无创性给药的方式。其中以吗啡为代表的阿片类药物是癌痛治疗的基础用药，同时辅以其他药物，如非甾体镇痛药（如塞来昔布）、激素（如地塞米松）、抗惊厥药物（如卡马西平）和吩噻嗪类药物（如异丙嗪），这些辅助药物可以协助止痛，并能够减少阿片类药物的不良反应。

（2）手术方法：包括神经阻滞术、介入手术等，主要是破坏疼痛相关的外周神经以控制疼痛。

（3）其他方法：包括心理治疗、抗焦虑和抗抑郁治疗（如地西泮、奥氮平、阿米替林等）。

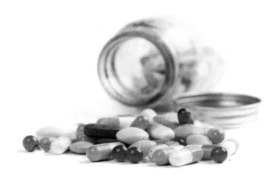

胃癌引起疼痛时可使用药物治疗

很多疼痛患者在使用吗啡等阿片类止痛药时总是会担心成瘾，经常会说"我现在疼得还可以忍受，就尽量少吃止痛药，不然，容易上瘾，戒不了"，或是担心"现在用这么强的止痛药，以后痛得厉害了，药物就不起作用了"，所以许多患者忍痛不说，或不用药，少用药。害怕药物成瘾已经成为疼痛控制的主要障碍。

其实，我们所说的阿片类药物的成瘾是指精神上的依赖性，是指患者为了得到精神上的快感而不择手段地获取药物的行为，而且这种快感在机制上与药物的"峰谷浓度"有关，是血液中阿片类药物浓度的骤然升降给患者带来精神上的改变，是滥用药物的行为。而治疗性使用阿片类药物是为了实现镇痛的医学治疗目的，追求的是稳定和持续的药物浓度。

国内外大量研究资料表明，阿片类药物用于缓解癌痛极少发生成瘾。据报道，在 11 882 例使用吗啡治疗癌痛的患者中，仅有4 例出现药物依赖；10 000 例口服吗啡缓释片（美施康定）的患者无一例成瘾。所以，在医生的指导下正确使用吗啡等阿片类药物治疗疼痛不用担心会成瘾。

患者也可以自问一下："假如病情控制了，疼痛也不存在了，我还会用止痛药吗？""我会不会撒谎说还很痛而向医生要求用药？""我会不会去找更多的止痛药，目的不是止痛，而是为了得到精神上的快感？"如果答案是否定的，成瘾的顾虑就可以消除了。

胃癌根据其典型的临床表现，当属中医学的"伏梁""积聚""胃脘痛""噎食""胃反"等病证范畴。祖国医学认为本病的发生，多由于患者长期饮食失节，过食肥甘辛辣或饥饱无度或冷热无常，重伤脾胃；情志失调，郁怒太过，致肝胆疏泄失职，木不疏土；感染虫毒（如幽门螺杆菌）或饮食不洁，毒邪直接伤胃等而引起脾胃功能失常，阴阳气血失调，出现食滞、气郁、血瘀、痰结等一系列病理改变，最终导致胃癌形成。对于胃癌治疗，中医一方面根据患者的病理结果、临床分期，结合治疗方法（手术、放化疗和靶向治疗等）等进行辨病论治，另一方面会结合患者整体状态，"因人而异，同病异治"，进行辨证论治，以达到个体化治疗的目的。临床大量数据已经证实，中医药配合手术、化疗、放疗等方法可提高疗效，减少毒副作用。对于不能进行或不愿进行手术、放化疗的患者，中医药作为主要的补充医学手段，可有效控制胃癌进展，改善症状，提高生存质量，延长生存时间。就辨证论治而言，目前临床上一般将胃癌患者分为以下6个证型。

（1）肝胃不和型：患者平素情绪急躁易怒，或多思内向，胃脘胀痛、隐痛，窜及两胁，时有呕逆、叹息，脉沉或细，舌质淡红，苔薄白或薄黄。方用逍遥散合旋覆代赭汤加减。

（2）痰湿凝结型：患者素体肥胖，喜食肥甘厚腻，临床可见胸闷腹胀，呕吐痰涎，大便溏薄，脉濡或滑，舌质淡红，苔滑或腻。方用导痰汤加减。

（3）瘀毒内阻型：患者胃脘刺痛，吐血黑便，面色黧黑，脉沉细涩或结代。治疗可用破血逐瘀合清热解毒之药。

（4）胃热伤阴型：患者阴虚体质，可见胃内灼热，胃脘嘈杂，口干欲饮，饥不欲食，大便干燥，脉弦细数，舌红少苔，或苔黄少津。方用沙参麦冬汤或竹叶石膏汤加减。

（5）脾胃虚寒型：患者素体阳虚，可见神疲乏力，面色苍白，四肢水肿，大便溏薄，小便清长，脉沉缓，舌质淡胖，苔白滑润。方用理中汤或小建中汤加减。

（6）气血双亏型：患者多处于胃癌终末期，临床可见全身乏力，面色无华，心悸气短，头晕目眩，或虚烦不眠，自汗盗汗，脉沉细无力，舌淡苔薄。方用龟鹿二仙胶加减。

当然，由于个体差异，临床上患者常会出现上述证型的相互夹杂、相互转化等，准确的辨证论治必须在有经验的专科中医师的指导下进行。

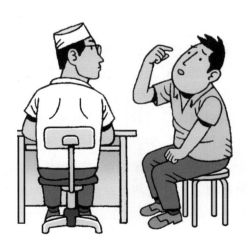

辨证论治需在中医师的指导下进行

胃癌患者在手术前后常需接受辅助化疗或者在中晚期常接受姑息性化疗，化疗药物在治疗的同时也会产生毒副作用，轻者引起头晕、乏力等全身反应，重者可造成骨髓抑制、肝肾功能损伤、心脏损伤等。那么，胃癌患者化疗期间是否可以服用中药呢？

中医专家的回答是"可以"。中医药在化疗的增效和减毒方面可发挥积极的作用。比如中药阿胶、黄芪等可以明显提高放化疗诱导的骨髓抑制小鼠的造血功能；砂仁、苍术、白术等中药能够调理化疗引起的胃肠道功能紊乱。结合中医理论来看，化疗药物多为细胞毒性药物，其在杀伤肿瘤细胞的同时，也会耗伤人体气血津液，导致脏腑功能失调，其不良反应可归为"药邪致病"范畴。因此，针对其致病机制，临床可根据患者的气血阴阳和邪气盛衰情况，制订个性化治疗原则，一般可分为三阶段用药。

（1）在化疗前准备阶段：可以扶正培本，祛邪疏理，邪正兼顾，预防和减轻化疗的不良反应。

（2）化疗阶段：通过对证治疗、扶正培本，缓解化疗引起的各种毒副作用，增强化疗药物的疗效。

（3）化疗后间歇期：针对化疗气血损伤、阴阳失调、正邪并存的复杂情况，灵活辨治，为下一个疗程做准备。但是一定要注意，此时患者肝、肾等脏器负荷较重，用药不当或使用毒性较强的中药会增加不良反应。

现代医学已经证实，胃癌的发生与进食霉变和高亚硝酸盐食物密切相关。中医认为，长期饮食失节，如暴饮暴食，嗜食肥腻、辛辣、烟熏、烧烤和腌制食物，易导致脾胃功能失调、运化失职而生湿化痰，扰乱气血，酿生热毒，最终形成癌毒蕴结至胃，导致胃癌发生。因此，祛邪抗癌是治疗胃癌的重要治法之一。

常用的祛邪抗癌中药可分为以下几种。

（1）消痰散结药：如制半夏、天南星、浙贝母、猫爪草、石菖蒲、泽漆、皂角刺、牡蛎等。痰浊是人体内津液代谢失调所产生的病理产物，既是胃癌病灶的组成部分，也是促进胃癌产生的"温床"，更是促进胃癌转移的"催化剂"。消痰散结中药具有燥湿化痰、利湿解毒、散结消癥的功效，可针对"痰邪"这一重要病机发挥治疗胃癌的作用。

（2）清热解毒药：如黄连、黄芩、黄柏、菝葜、大黄、山慈姑、藤梨根、金钱草、土茯苓、半边莲、半枝莲、白花蛇舌草、蒲公英、七叶一枝花、野葡萄藤等。此类药物针对"热毒"这一胃癌病机，具有清热解毒、抗癌的功效，是治疗胃癌的常用药物。

（3）以毒攻毒药：如全蝎、蜈蚣、乌梢蛇、狼毒、天龙、干蟾皮、斑蝥、砒霜、附子等。此类药物根据中医"以毒攻毒"的理论，针对胃癌"癌毒"的病机发挥作用。因多数药物具有一定毒性，临床应用时应严格控制药物剂量，必须在中医师指导下服用。

（4）活血化瘀药：如丹参、桃仁、红花、姜黄、丹皮、赤芍、血竭、莪术、三棱、乳香、没药等。"血瘀"这一病机可以出现在胃癌形成、侵袭和转移的各个阶段，适当应用活血化瘀药物有助于气血运行，促进术后康复。但应用此类药物要遵循"辨证论治"的原则，如不加辨证，大剂量使用活血化瘀药物容易导致出血，在肿瘤进展期大量应用还有可能引发肿瘤远处转移。

药理研究证实，祛邪中药具有抑制胃癌细胞增殖、诱导胃癌细胞凋亡、抑制端粒酶、阻滞胃癌细胞周期进程、抑制肿瘤血管或微淋巴管内皮增殖等多种抗肿瘤作用。但由于每个患者身体内环境不同，伴随其他疾病也不同，所以用药时必须咨询中医师，由中医师经过望、闻、问、切后，根据病情选择针对不同病机的药物，对证下药。

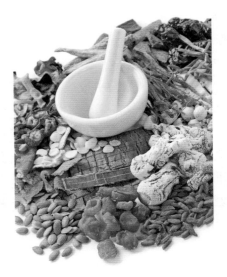

中药可祛邪抗癌

很多人把服用中药后出现的食欲下降、胃部不适叫作胃口"倒掉"了。治疗胃癌的很多中药需长期口服，的确有可能把胃口吃"倒掉"。很多抗癌效果较好的中药多药性偏颇，或性偏寒凉，如半枝莲、重楼、大黄、天花粉、龙葵；或具有一定毒性，如干蟾皮、蜈蚣、全蝎等；还有很多虫类药有腥臭的味道，如地龙、天龙等。如果临床上不加以辨证，叠用、滥用各种抗癌中药，许多患者在长期服用后的确会出现胃部不适、食欲不振、大便稀溏，甚至恶心、呕吐等不良反应，出现把胃口吃"倒掉"的情况。

是不是服用治疗胃癌的中药就一定得忍受胃口"倒掉"的痛苦呢？答案当然不是。中药之所以多复方用药，就是体现不同药物间相互辅助、相互制约的作用，共同实现增效、减毒的目的。如针对胃癌脾胃虚弱的患者，在选择抗癌中药时药味不宜过多，同时应尽可能选取那些性味相对平和、对脾胃功能影响较小的药物，还可在处方中加入温胃健脾的药物来制约抗癌中药的偏性，如加入生姜、红枣、山药和党参等药物来把胃"保护"起来。当然，除了上述手段，煎药之前，把动物类药物用水浸泡半小时，再用刷子认真清洗一下药物表面的黏液，也可以减少动物类药物对胃肠道的刺激。如果实在耐受不了动物类药物的味道，也可以在医生的指导下将动物类药物焙干研末，装入胶囊，和汤药一起服用。同时，选择饭后服药也可以减少中药对胃的刺激作用。尽管如此，还是有一小部分患者在长期服用中药后会出现胃口"倒掉"的现象，这时我们可以建议患者停药一段时间，待胃口恢复后再继续服用，或者用刺激作用较小的中成药来代替。

患者在医院进行治疗的时候，医生有时会向患者或家属介绍有关某一项药物临床试验，这时候患者和家属就会比较紧张，就会联想到实验室里的"小白鼠"。

抗癌药物的临床试验到底是怎么回事呢？抗癌药物是目前医药界最活跃的研究领域之一，各类的抗癌新药不断涌现，为了确保能获得安全、有效的药物，新药由发现到临床应用，需经过临床前药理和临床试用等科学过程。这个临床试用的过程即临床试验。

癌症化学药物治疗有60多年历史，在这60多年中，正是抗癌新药的不断研究应用，才使很多过去认为是不治之症的癌症，如儿童急性白血病、绒毛膜上皮癌、部分淋巴瘤等通过化疗得以治愈，也使不少晚期癌症患者生命得以明显延长，为癌症患者带来了福音和希望。但目前癌症药物治疗效果还不是令人非常满意，有不少癌症药物治疗效果不佳，或者在治疗过程中出现耐药。这些都需要我们不断研制、开发和应用新药，探索更加合理的联合用药方案来提高疗效，克服耐药。所以，药物临床试验对于癌症治疗事业的发展有着不可替代的作用和地位。

药物临床试验是拿患者做试验吗？一种新药在临床应用前先经过一系列临床前研究，包括体外细胞研究、动物模型研究及一系列药效和毒理研究。经过以上试验筛选，经过卫生部门审批后方能进行临床试用。临床试用先在一部分人中进行，目的是观察药物的初步疗效和毒性。这在世界各国都一样，我国对新药的临床试用有严格的审查和资格要求。新药要经过国家药品监督管理局（NMPA）审查批准，在指定的医院（临床药理基地）中进行。

在临床应用前还要经过所在医院的伦理委员会审核批准。对参加新药临床试验的医护人员、医疗设备和条件及生产药物的厂家都有严格的职责要求，并有监督、核查人员。抗癌新药的试验常选择那些常规药物治疗失败或者有效后又进展的患者，或一些目前药物治疗效果较差的病种。对于这些患者或病种，目前尚无更好的治疗方法，若应用新药可能会给患者带来更多的益处。因此，新药临床试验是在不损害患者利益而又有可能给患者带来好处的前提下进行的，并不是"拿患者做试验"。

在进行药物临床试验之前，医生要向患者或家属说明所用新药的可能疗效、不良反应和处理措施，并获得患者的书面同意。患者在适合的情况下都可以参加新药的临床试验研究，这无论是对患者的治疗还是对抗癌新药的开发和研究都是有益的。国内外癌症治疗指南中均明确指出，要鼓励患者参加药物临床试验。

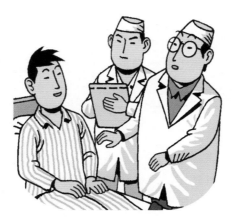

积极参与药物临床试验

随访和康复课

对于胃癌患者而言，随访和康复是治疗过程中必不可少的环节。患者定期接受复查、防治胃切除后并发症等对胃癌的预后至关重要。

胃癌手术后需要定期进行复查的目的有两个：观察患者的一般状况和患者是否出现复发。胃癌术后可能出现胃肠道系统的各种生理功能变化，如胆汁反流性胃炎、消化吸收障碍、营养不良、贫血和低血糖等各种并发症，及时诊断和处理这些并发症，减轻患者痛苦十分重要。

胃癌患者手术后一般要经过一段时间的疗养，身体功能才可逐渐恢复，才不会影响正常生活自理能力，但患者康复后应当留心自己的症状变化。比如，手术后良好，而近期出现上腹部胀满疼痛、食欲减退和消瘦，或者出现消化道出血，轻者可出现原因不明的贫血、大便潜血阳性；重者可出现呕血或黑便。无明显诱因开始出现呕吐，表明吻合口出现狭窄或阻塞，或存在严重的电解质紊乱。遇到这些情况时，患者应当及时到医院进行检查。

肿瘤复发是一个令人担心的问题，一般来说，手术后2年左右复发的概率较高，因此要求患者在手术后要定期复查。复查的时间安排如下，在复发风险较高的手术后2年内，建议每3个月一次，第3～5年，每半年一次，第5年后，每年一次。复查的项目包括：血常规，肝肾功能，肿瘤标志物，临床体检，胸部放射线检查，腹部B超，或胸、腹、盆CT检查等，同时每年进行一次内镜检查。由于胃癌患者术后很容易出现铁、维生素B_{12}等营养素的吸收和利用障碍，故在复查时应当酌情进行相应的营养状况评估。

胃癌患者经过一段时间的化疗、放疗，病情进入到缓解、相对缓解或者稳定阶段后，仍然还需要定期接受随访。因为胃癌复发、转移的风险相对较高，及时随访可以早期发现癌肿有无复发或远处转移，这时候癌肿不大，容易治疗和控制。但实际生活中，由于患者或其家属的疏忽，未能及时随访，很可能会延误病情，丧失最佳的治疗时机，这种情况并不少见。

对于胃癌化疗、靶向治疗和放疗等综合治疗后的复查和随访，在治疗后2年内，每3个月复查一次；治疗后3～5年，每半年复查一次；5年以后，每年复查一次，直至终身。

复查的主要内容包括两个方面：一方面是一般身体参数指标，包括身体功能状态和生活质量。检测指标除体温、呼吸、脉搏、血压和体重等项目外，还应包括睡眠、饮食、体能状态、生活自理程度，以及心理、精神状态。另一方面是医学专业指标，包括血清肿瘤标志物、胸部及腹部CT或MRI、胃镜等。如果患者的精神、饮食、睡眠状态良好，体重无明显减轻，日常体力活动的能力未下降，同时血清肿瘤标志物未升高，CT或MRI未见有病灶进展，则提示病情稳定，可按原方案继续治疗或随访；如果出现与上述相反的情况，则提示病情可能进展，应调整随访计划，或给予更加积极的治疗。

复查和随访最好到原治疗的医院去进行，因为经治的医生比较熟悉疾病治疗的过程。如果不方便，可到就近医院进行复查，条件是此类医院应具备检查的能力，并且在复查时带上原来的相关资料。复查的时间要由医生来决定。医生会根据患者的病情和状态提出复查方案，患者应做到定时复查。

由于胃癌术后部分胃被切除，剩下的残胃较小，容易引起消化和吸收功能障碍。所以，胃癌术后合理恢复饮食十分重要，既要弥补术前疾病的慢性消耗，又不能给胃增加消化负担。

在患者接受手术的住院期间：手术当日及术后2日禁食，肠蠕动后，肛门排气并把胃管拔掉后可补充水分，喝少量温水，每次10～20毫升，2小时一次。术后第三日，可以适当进食清流质食物，如肉汤、菜汤、米汤等，每次50毫升左右，每日6～7次，坚持少吃多餐原则。术后第六日，要进食流质食物，如蛋汤、蒸蛋、牛奶、各种肉泥汤及藕粉等，依然坚持少吃多餐原则，不宜吃刺激性及易胀气的食物。术后半个月，可适当增加低脂肪、高热量、新鲜易消化的半流质饮食，如稀饭、面条、馄饨等，每次250～300毫升，依然每日6～7餐，少食多餐。要注意蛋白质含量应该达到正常需要量，鱼肉是最佳选择，其不仅蛋白质含量高、容易消化，且氨基酸的组成与相互之间的比例都与人体相近，不能吃高纤维食物，如芹菜、韭菜等。

患者出院后可以继续进食一些稀饭、面条类的软食，注意暂时少吃纤维素较高的蔬果，适当补充铁剂和维生素。注意菜肴的搭配，以营养丰富、容易消化的食物为佳，在烹饪方法上一般采取蒸或者是煮的烹饪方式，少吃烤、烘、油炸和煎的食物。合理选择一些含滋补作用的营养药膳，可起到调理身体的作用。不能吃辛辣、油腻、煎炸等刺激性食物，也不宜吃过甜、过咸的食物，更不能饮酒。坚持3～6个月后，可以根据恢复的情况逐渐恢复到普通饮食。

腹胀是胃癌术后常见并发症之一。这是由于手术刺激胃肠道神经、麻醉剂抑制、术后粘连带形成、术后应用抗生素或化疗药物致肠道菌群失调等均会影响肠道功能，出现腹胀、腹痛等症状。

中医治疗胃癌术后腹胀有针灸疗法、口服药物、中药外敷等多种方法。

（1）针灸疗法：常选用中脘（胃经募穴，八会穴之腑会，足阳明胃经与任脉之会）、神阙、天枢（大肠的募穴）、关元（足三阴经与任脉之会，小肠的募穴）、上巨虚（大肠的下合穴）、足三里（胃的下合穴）等穴位进行针刺、艾灸或推拿按摩。

（2）口服药物：可服用四磨汤和大承气汤等具有理气消胀、通腑降浊的中药，可有效促进肠道蠕动，恢复肠道功能。

（3）中药敷贴：可选取生大黄、厚朴、枳实、大腹皮、槟榔、虎杖等理气消胀中药制成的中药贴敷膏，外敷中脘、神阙、天枢和大横等腹部穴位，可在敷药的穴位处加用穴位贴敷治疗贴以增强药物疗效，一般每日贴敷5小时。

除了用药，中医还建议腹胀患者：

（1）不食用不易消化的食物，如炒豆子、硬煎饼等，以及易产气的食物，如土豆、面食等。

（2）每天坚持适当地行走等舒缓运动1小时左右，有助于克服不良情绪，帮助消化功能恢复。

中医认为，"邪之所凑，其气必虚"，就是说人体某个脏腑器官之所以会出现病症，多是因为正气不足，才会导致邪气侵袭而发病。结合临床来看，胃癌发病前多有漫长的癌前状态，湿热邪气等蕴结于胃，日久必然导致正气亏虚；治疗过程中放疗、化疗和手术等也会进一步损伤人体正气，引起机体免疫力下降。因此，"扶正"也是胃癌中医药治疗过程中的基本治法之一。

结合人体气血阴阳虚衰的病理偏向，中医将扶正药物分为补气药、养血药、温阳药和滋阴药四类。

（1）补气药：如人参、党参、太子参、西洋参、白术、山药等，用于乏力、神疲、气短、自汗、纳少、易感冒等气虚证候。

（2）养血药：如当归、白芍、熟地黄、阿胶等，用于面色淡白或萎黄、头晕眼花、心悸失眠、手足麻木等血虚证候。

（3）温阳药：如鹿茸、仙灵脾、仙茅、肉桂、灵芝、冬虫夏草等，用于畏寒、肢冷、小便清长、大便稀薄、面色㿠白等阳虚证候。

（4）滋阴药：如熟地黄、紫河车、山茱萸、五味子、北沙参、石斛、玉竹、女贞子、墨旱莲、龟甲、鳖甲、黄精、制何首乌、麦冬等，用于形体消瘦、口燥咽干、五心烦热、潮热盗汗等阴虚证候。

现代药理学证实，扶正类中药能增强机体免疫功能，通过加强DNA修复功能、抗基因突变、诱导肿瘤细胞分化、促进癌细胞凋亡等非直接杀伤细胞的作用来控制癌症生长。在物质代谢方面，对肝、脾、骨髓等器官和组织的蛋白质合成有促进作用，或改善脂质代谢，降低高脂血症，或调节内分泌，改善患者的分泌功能减退等。

食疗是在中医理论指导下利用食物的特性来调节机体功能，使其获得健康的方法。中医很早就认识到食物不仅有营养作用，还能治疗疾病，提出"药食同源"之说。平时厨房里常见的饴糖、花椒、小茴香和桂皮等调味料都可用作中药。早在《黄帝内经》中就提出"五谷为养，五果为助，五畜为益，五菜为充"，唐代孙思邈在《千金要方》中强调"为医者，当晓病源，知其所犯，以食治之，食疗不愈，然后命药"，都显示了古人对饮食疗法的重视。

胃癌患者的康复是一个漫长的过程。俗话说，胃病三分靠治七分靠养，治在养之前，养在治之后。患者经过手术、放疗和化疗后，还有一段相当长的恢复期，这是药膳食疗发挥重要作用的好时机。在漫长的恢复期，药膳食疗不仅从形式上改变了患者"天天吃药"的厌恶心理，使患者易于接受，更能顾护脾胃，滋补身体，增加机体免疫力，还能发挥辅助抗癌作用。所以，不同临床分期、不同病情的患者可以根据自身情况选择适合自身的药膳食疗方案。如胃癌患者化疗期间会出现一系列的不良反应，常见的有骨髓抑制（白细胞减少、贫血、血小板减少）和胃肠道反应（食欲不振、恶心、呕吐、腹痛及腹泻等），此时可以选用：① 桂圆花生汤：花生连红衣250克，大枣5枚，桂圆肉15克。大枣去核，与花生、桂圆一起加水煮熟即可，有养血补脾的作用，可减轻化疗后引起的骨髓抑制。② 陈皮红枣饮：陈皮10克，红枣3枚，红枣去核与陈皮共煎水代茶饮，具有行气健脾、降逆止呕的作用。当然，如果要使食疗取得更好的效果，最好在专业医生的指导下应用。

　　胃癌手术由于创伤大、手术时间长，患者在手术后的一段时期内多出现明显的无力感及疲劳感，常伴有食欲差、主观活动减弱、失眠，严重者可出现抑郁等精神状态异常等。中医许多方法对缓解机体的疲劳状态有较好的作用，包括口服汤药、针灸和推拿等。相对而言，推拿因其操作简单、成本低廉、安全无创而更易为患者接受。以下介绍一种简单的推拿法。

　　（1）手法介绍

　　1）指按法：用拇指指面或以指端按压体表的一种手法，称为指按法。当单手指力不足时，可用另一手拇指重叠辅以按压。在临床上常与揉法结合使用。手法要领：① 按压力的方向要垂直向下；② 用力要由轻到重，稳而持续，使刺激充分到达机体深部组织，切忌用迅猛的暴力；③ 按压结束时，不宜突然放松，应逐渐递减按压的力量。

　　2）指揉法：用拇指或中指指腹，或以示、中指，或以示、中、无名指指腹，在某一穴位或几个穴位或某部位上做轻柔小幅度的环旋揉动，称为指揉法。具体又有单指揉法、双指揉法、三指揉法之分。

　　（2）按揉部位：① 背部：在脊柱两侧自上而下（主要按揉肺俞、心俞、肝俞、脾俞、胃俞、肾俞、命门和腰阳关等穴位）；② 腹部：气海、关元；③ 腿部：足三里、三阴交、太溪穴。

　　（3）操作方法：患者取坐位或卧位，家属在其脊柱两侧自上而下按揉10分钟，腹部穴位按揉5分钟，腿部穴位按揉5分钟，每日2次。

在中国人的传统认知观点中，鱼、虾、海鲜和鸡等都是所谓的"发物"，认为癌症患者不应进食这类食物，否则会造成癌症进展。现代医学研究表明，上述认知观点是没有科学依据的，而且在临床实践中，没有见到因为吃了某种食物而引起癌症复发的例子，相反却有许多患者因为没有注意饮食调养，造成营养不良，无法耐受放疗和化疗而使治疗被迫中断。

患者身体本来就比较虚弱，需要补充营养，增加机体的免疫力，鱼、虾、海鲜和鸡等所谓"发物"，含有丰富的优质蛋白质，是适合胃癌患者的食物。大多数临床恢复期的患者需要补充蛋白质、热量和多种维生素，故应在日常饮食中增加这些食物。

欧美国家的医生在给患者饮食建议时，并没有区分出所谓的"发物"。积极给予营养，会改善患者的体质，促进患者康复，同时我国的研究也表明，给予胃癌患者以积极的营养支持，能使患者生存获益。

但需要指出的是，由于上述"发物"均含有较多的优质蛋白质，对于既往已被证实对鱼、虾、海鲜或鸡过敏的患者，应注意避免食用。另外，如果正在服用中药或中成药，是否可以进食上述"发物"，应至中医师处进行个体化咨询。

胃病贵在一个"养"字。对于胃癌患者,更是要做到"三分治,七分养"。患者术后不仅要做到少食多餐,以清淡易消化的食物为主,还应注重科学合理的膳食补充。合理科学的饮食不仅能够保证身体营养所需,还能提高自身免疫力,帮助身体抵御各种疾病,其实对于大多数肿瘤患者来说,"食补"是最理想的进补方式。例如山药、扁豆、黄花菜、蘑菇和无花果等都是常见的抗肿瘤食物,又如猕猴桃、芦笋、桂圆、核桃、鱼、虾、蟹、黑木耳和鹌鹑等是缓解化疗副作用的良好食物。

近年来,在肿瘤患者中盛行吃"冬虫夏草、天麻、海参、燕窝和灵芝"等补品。那么,吃这些补品究竟有没有必要呢?疾病在进展期间,癌细胞的扩散会进一步汲取人体的营养,变成其生长的原料,而人体营养不良时,癌症分解正常细胞的力度会更大。此外,放化疗及手术等创伤对正常细胞也有破坏作用,同时受损细胞的修复也需要全面而充足的营养,所以营养是性命攸关的重要因素。

补品之所以叫作补品,是因为补品中含有人体所需的多种营养物质,具有较好的营养补给作用。冬虫夏草其实是一种真菌,具有一定的免疫调节作用;海参是一种含有大量优质蛋白质的海产品;燕窝的主要构成成分也是蛋白质。科学研究表明,冬虫夏草的免疫调节作用并不明显优于日常食用的香菇等菌菇类食物,虽然单位重量的海参或燕窝中的蛋白质比例较高,但由于其大多分量较少,一个燕窝或一个海参里含有的蛋白质的量并不多于一个鸡蛋。同时,需要提醒患者和家属的是,市场上的各种"保健品"鱼龙混杂,成分和功效并未经过严格的研究和评判,所以,市面上的这些"补品"到底对胃癌患者有多少功效并不明确，建议不要"盲目崇拜"。同时一下子进食很多种补品也是非常不可取的，因为毕竟有的"补品"有药效作用，不排除相互间会产生作用，产生不可预估的不良效果。

所以如果经济条件允许，吃些补品（如冬虫夏草、天麻和海参等）是可以的，但切忌"求补心切"，补品不能短期内大量食用，要做到每次少量或适量为好。

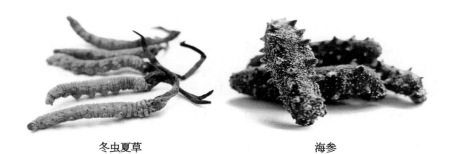

冬虫夏草　　　　　　　　　　海参

胃癌患者进补要适当

近年来，抗氧化剂成为养生最热门的话题之一。人体需要氧来维持生存，但同时氧又是一种高反应活性分子，通过产生活性氧自由基破坏生物体，而抗氧化剂可帮助捕获并中和自由基，从而祛除自由基对人体的损害。有研究表明，果蔬中含丰富的抗氧化剂，摄入更多果蔬可降低某些癌症的风险，因此，期待通过补充抗氧化剂来保护正常细胞、减低治疗的毒副作用是不少患者的诉求。

然而，临床研究并没有显示抗氧化剂的膳食补充剂可否降低癌症风险。相反，在一些试验中抗氧化剂的补充剂与特定癌症的发生率增加相关联，例如某项试验显示：吸烟者摄取额外的 β 胡萝卜素会增加肺癌风险。同样的，也有学者认为癌症患者补充抗氧化剂弊大于利。

为什么抗氧化补充剂实际上可能弊大于利？《新英格兰医学杂志》的一条简论提出可能的原因：首先，增加摄入抗氧化剂以对抗氧自由基，可能导致癌细胞反馈性产生更多的自由基助其异常增长；其次，癌细胞产生活性氧自由基的工厂在线粒体，抗氧化剂膳食往往难以作用于这一关键点，导致促肿瘤生长的活性氧非常稳定；另外，体内的氧化还原处于动态的平衡，过量的抗氧化剂可能会扰乱正常细胞功能所依赖的氧化还原平衡；最后，抗氧化剂可能会修复癌症细胞的氧化损伤，从而影响治疗效果。

所以我们认为日常膳食中的抗氧化剂可以满足健康水平需要的膳食参考摄入量，除非患者存在营养缺陷，或者未来有更多临床试验证据证明抗氧化剂的作用，否则胃癌患者应谨慎选择抗氧化剂。

睡眠是人类的正常生理需求，就像食物和水一样不可或缺。机体在睡眠中可修复受损组织，充足的睡眠有助于消除疲劳，促进机体康复。胃癌患者经常由于恐惧、焦虑和抑郁等负性情感因素及厌食、恶心、呕吐和疼痛等躯体症状的影响而出现失眠。这种失眠属于继发性失眠，是由躯体疾病和精神障碍等引起的，有时不必急于使用镇静催眠类药物。下面介绍几种简便易行的治疗方法。

（1）饮食疗法

1）酸枣仁粥：先煮100克粳米，煮熟后下15克酸枣仁末，再煮15分钟，空腹服用，有宁心安神的功效，适用于心烦、失眠、多梦者。

2）半夏秫米茶：先煎制半夏10克和秫米15克，水煮代茶饮，有化痰和胃的功效，适用于饮食积滞于胃中引起的失眠。

3）红枣小米粥：5颗红枣和50克小米煮粥，有养血安神的作用，适用于心血不足引起的烦躁失眠。

（2）运动疗法：每周进行适量的运动有助于提高睡眠质量、改善情绪。最佳的运动时间在下午4～7点，一般推荐饭后散步，运动强度以患者体力能承受为准，有条件的可以去爬山、看海，融入大自然，有助于放松紧张的心情，更快地进入睡眠。

（3）中成药

1）逍遥丸：有疏肝解郁、健脾养血之功效。可治疗因紧张、焦虑导致的失眠。

2）人参归脾丸：有益气补血、健脾养心之功效。可治疗脾虚所致的失眠及疲乏无力、记忆力下降等症状。

上述中成药仅供患者参考，具体用药一定要在中医师的指导下进行。

科学适当的运动可以给患者带来一个好的心态，增强与疾病抗争的信心和勇气。胃癌患者锻炼身体需把握一个基本原则：适当运动，充分休息，以不累为标准。适当科学地进行有规律的运动，可以促进血液循环，提高人体免疫功能。切忌运动过度，若超过身体的承受限度反而不利于身体的康复。比较适宜的运动有散步、钓鱼、登山、游泳、旅游和打太极等，但都必须顾及自身的体力。

胃癌患者在手术治疗之后，可以通过简单的运动来恢复自身的体能状态。患者如术后无任何禁忌证，可在术后 3 ～ 7 日，由家属搀扶在病房里走动，可促进身体各项功能的恢复。如果胃癌患者手术的创伤面较大，术后体力恢复较差，在不能下床的情况下，可在床上做肢体运动和翻身动作。如果胃癌患者手术后身体恢复较好，则可在简单运动的基础上逐步加大运动量，如从散步、太极拳、做操，到适当慢跑、游泳等，其中以散步为最佳的运动方式。散步要遵循循序渐进的运动原理，散步的时间可长可短，要做到形劳而不倦，不要气乏喘吁。散步的时候尽量穿着宽松的衣服，鞋袜要合适，保持轻松的心态，从容不迫，怡然自得，摒弃杂念；步伐大小合适，快慢有度，有如闲庭信步，最终达到周身气血平和。

　　如今，癌症已非绝症，经积极治疗，很多人完全可以再次工作。但治疗后多久上班则要因人而异，因病而异，因社会、家庭环境条件而异。

　　临床上发现，患者参与到社会活动中后，精神上往往会产生更多的信心和力量，注意力也会转移，这对疾病的进一步康复有好处。如果患者接受了病灶根治性切除手术，术后经过科学完善的辅助化疗和膳食调理后，病情明显好转，也没有出现明显的并发症，在休养一段时间后可以考虑重返工作岗位。但工作强度不宜大，时间不宜长，应以轻松、压力较小和不耗费体力的工作为主。对于没有接受根治性手术、术后恢复情况不是非常理想及治疗未结束的患者来讲，因为病情尚未稳定，还需要进一步巩固治疗，需要患者有较好的体力贮备，也需要充分的休息来保持较好的免疫力，这些患者显然以服从治疗为前提，此时就不适合重新投入工作。

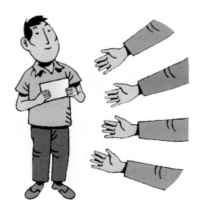

患者治疗后能否重返工作岗位因人而异

正常婚育是癌症患者回归正常生活的一种表现，也是一些年纪较轻的患者及其家属所关心的问题。

患者在接受放疗、化疗及手术等治疗的过程中，自身体力状况、免疫功能都遭受到不小的打击，化疗药物对生殖细胞有显著的杀伤和致畸作用，放疗对生殖器官也有很大的损伤，此时并不适合生育。同时身体的损害也使得患者在考虑结婚和生育时要兼顾到更多的社会责任。对于遗传性肿瘤的患者来说，因为其患有的肿瘤具有明显的遗传倾向，后代患癌的机会很大，并且暂时还无法从胚胎水平干预这些遗传性肿瘤的发生，所以在日后的生活中如果想要生育，需要慎重考虑，一旦决定生育后代，对于后代今后的相关检查需要特别重视。另外，若在疾病没有良好控制前婚育及抚养子女，无论是在精力、体力，还是在经济上，都会给患者带来比较沉重的负担，这些都不利于患者的恢复和健康的维持。

经过根治性治疗的胃癌患者，在病情稳定 3～5 年后，经过详细的病情评估，没有转移或者复发的征象，并且患者身体条件许可，同时本人和配偶有强烈的生育愿望，可以考虑怀孕生育。女性患者需要注意的是，由于怀孕期间内分泌功能、免疫功能会有极大的波动，如果体内有癌细胞潜伏，有可能因为体内激素水平的急剧变化而导致癌症的复发或进展，而且这时的癌细胞可能会呈爆发性生长，病情可能会急剧恶化，对母婴造成极大的危害。所以，女性患者在怀孕前要进行详细和彻底的检查，怀孕期间须由医生密切监护，尽可能保证母婴安全。

肿瘤患者在院外治疗时很容易走入心理误区，如相信江湖"神医"，采用"以毒攻毒"的理论及不定期做检查等。只有走出这些误区，接受正规治疗，才能获得良好的预后效果，实现早日康复。患者常见的心理误区有以下几个。

（1）患上肿瘤等于死，放弃所有治疗：一些患者认为得了癌症就等于死亡，与其到处高额求医，不如将钱花在吃吃喝喝、游山玩水上。其实恶性肿瘤并非不治之症，许多恶性肿瘤在早期经过手术、放疗、化疗等正规治疗后可以治愈，有些恶性肿瘤经治疗后可以延长生存期及无瘤生存期。因而，患者及其家属首先应该加深对肿瘤知识的了解，相信现代癌症的治疗方法和医疗水平，要有战胜癌魔的信心，不要轻易放弃治疗。

（2）病急乱投医，相信民间秘方或偏方：一旦肿瘤诊断明确后，不少患者及家属一时乱了阵脚，听信手术、放化疗治疗会伤人，还不如不治。在科技高度发达的今天，仍有不少人更相信祖传治癌秘方或偏方。其实，一些治疗癌症的"神医""祖传世家"，不仅未接受过正规的医学教育，甚至连一些医学常识都没有，不少患者上当受骗，浪费了钱财，丧失了最佳治疗时机。还会因为这些"偏方"带来的不可估计的毒副作用伤害了身体。临床上，甚至见过本来身体素质较好，服用"偏方"3日后就"一命呜呼"的不幸者。

（3）相信"以毒攻毒"理论："以毒攻毒"的疗法真的受用于癌症患者吗？一些"民间中医"认为肿瘤是"毒气聚结成形"，治疗方法应是"以毒攻毒"，故采用大剂量有毒的中药，如蛇蝎虫类、重金属矿物类等，内服外敷，越毒越好。这种治疗方法，其实是"自杀疗法"，肿瘤细胞不见得会杀死，而人已经先被杀死（肝肾功能必然严重受损，直至衰竭）。

（4）过分偏信或依赖某些营养品：肿瘤患者患病后，本来就体质虚弱，在接受手术治疗后体力上更是受到不小的损伤。而放疗、化疗后，可能会出现骨髓抑制、恶心、呕吐和食欲不振等，从而出现营养状况差、精神状态不佳。这时患者和家属都希望营养和免疫力得到快速、高质量的恢复和提高，普遍会想到的就是给患者食用冬虫夏草、天麻、灵芝、阿胶和人参等补品或营养品，更有甚者一日吃上7～8种补品，甚至还有各种市面上流行的保健品。我们提醒患者和家属进补一定要得当，并且适可而止。其实这些补品只能作为营养支持的辅助治疗，必须配合药物、常规治疗才能起到一定疗效。况且，用它们作为辅助治疗的营养支持，其花费要比正规治疗恐怕还要高得多。

（5）出院后治疗就结束了，不再定期复查：部分患者症状缓解或肿块消失后自认为已治愈，不按随访要求复诊，结果导致病情复发或发生远处转移，病情恶化，使所有治疗前功尽弃。所以，定期复查非常必要。继续治疗，尤其是对症状有所好转的患者来说是非常必要的。

患者在被诊断为胃癌等待手术时，面对死亡的威胁，会担心手术的风险，会感到恐惧、悲伤和无助；术后工作和生活质量的降低、亲友的态度及可能出现的治疗副作用造成的身体损害等也会导致抑郁和焦虑。这些心理问题严重影响了患者病情的好转，降低了患者的生活质量。

中医认为胃癌的发生和情志有关，多由于情志不遂，尤其是忧、思、郁、怒等引起肝失疏泄、胃失和降，进而损伤脾胃，导致运化失职、痰凝气滞、血瘀痰浊凝聚于胃而发病。胃癌发生后又因恐惧、悲伤等情绪，严重影响了病情的好转。因此，胃癌患者保持心理健康尤为重要。而中医对改善焦虑和抑郁症状有较好的效果。

（1）移情易性法：移情易性法是通过分散注意力，或改变其周围环境，或通过精神转移，改变患者内心焦虑的指向性，即通过排遣情思、改变心智以治疗由情志因素引起的疾病。首先，要向患者解释其现在的不良心理状态对病情有害，不利于身体恢复；其次，可借助听音乐、看电视等方法改善患者的不良情绪。根据患者的文化程度、性格特点及喜好选择不同的方式和方法帮助患者实现心理状态的改善。

（2）情志相胜法：情志相胜法是在中医五行学说及情志相胜等理论指导下创立的一种心理治疗方法，即有意识地采用一种情志消除其相胜的病态情志，以治疗由情志偏激引起的某些身心疾病。根据《素问·阴阳应象大论》所载"悲胜怒""恐胜喜""怒胜思""喜胜忧""思胜恐"的情志相胜法则来实施不同的治疗方案。如患者表现为对未来生活忧心忡忡，时时哭泣，采用喜胜忧法，给患者讲笑话或看喜剧，引发患者的喜悦情绪来缓解忧虑思绪。如患者表现为过度害怕，终日惶恐不安，夜间常做噩梦，采用思胜恐法，让其观看逻辑推理片，或给患者讲侦探推理故事等，引发其思考以改善恐慌情绪。

（3）心理暗示法：暗示疗法是通过各种积极主动的暗示，利用语言、动作或其他方式，也可以结合其他治疗方法，使患者在不知不觉中受到积极的影响，从而帮助患者改变病态心理和异常行为。暗示的具体方法有很多，常用的有语言暗示、药物暗示和情景暗示等，家属可以通过暗示性、鼓励性的语言指导患者积极面对病情。

患者也可通过自己的认识、言语和思维等心理活动调节和改变自身的身心状态。

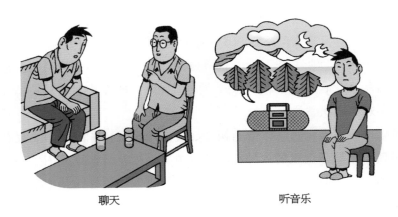

聊天　　　　　　　听音乐

积极改善患者焦虑和抑郁的情绪

当家人患了肿瘤之后，整个家庭的气氛都随之变得紧张起来。家属们在这沉重打击面前往往承受着巨大的精神压力，然而，此时家属们更应该尽力调整自己的心态。作为家人，应共同承担，相互鼓励，正视现实，多一份责任心和义务感。

首先，对肿瘤要有一个正确的认识，要相信大多数肿瘤是可以治疗的，要知道自己的情绪和心态会直接影响到患者，所以对家属的第一个要求便是在自己亲人患肿瘤的事实面前，能够镇静自若，控制和调整好自己的心态，或至少应在患者面前做到"内紧外松"。

患者思想上有什么痛苦、疑虑、担忧和畏惧，最能了解透彻的无疑是他亲近的家属。家属往往扮演着患者心理医生的角色，在患者精神情绪调整方面起着不可估量的作用。所以，家属应想患者之所想，最大限度地分担患者的痛苦，让患者从他们那里得到更多的温暖和安全感。对患者进行思想疏导时需要知识和耐心，切不可急躁；对患者提出的一些特殊要求应给予理解和满足，使患者能在心灵上得到安慰；患者往往对孤独的生活非常敏感，他们会有一种被抛弃的感觉，这时家属的关怀和体谅就显得尤为重要。

对住院患者应尽可能多地给予探视和陪伴，至少应有一位家属陪伴在患者身边，以便照顾，如喂饭、搀扶、洗澡等。细致而周到的照顾是必要的，但对于处在康复阶段的患者还应该注意培养他们的主动意识，过分的关心可能会让患者失去自主感而产生自卑感，产生依赖心理，影响患者对正常工作及生活的适应能力。

总体来说，家属要给患者创造一个轻松的环境，多关心患者，与其一起战胜疾病。

参考文献

[1] 中华人民共和国国家卫生和计划生育委员会.胃癌规范化诊疗指南（试行）[J].中国医学前沿杂志（电子版），2013，5（08）：29-36.

[2] 薛卫成，樊祥山，孟刚（整理）.胃癌相关标志物免疫组化指标选择专家共识（2014）[J].临床与实验病理学杂志，2014（9）：951-953.

[3] 中国临床肿瘤学会抗肿瘤药物安全管理专家委员会，中国抗癌协会胃癌专业委员会，肿瘤病理专业委员会.HER阳性晚期胃癌分子靶向治疗的中国专家共识（2016版）[J].临床肿瘤学杂志，2016，21（9）：831-839.

[4]《胃癌HER-2检测指南（2016版）》专家组.胃癌HER-2检测指南（2016版）[J].中华病理学杂志，2016，45（8）：528-532.

[5] 秦叔逵，李进.阿帕替尼治疗胃癌的临床应用专家共识[J].临床肿瘤学杂志，2015，20（9）：841-847.

[6] 中国临床肿瘤学会指南工作委员会.中国临床肿瘤学会（CSCO）恶性肿瘤患者营养治疗指南[M].北京：人民卫生出版社，2019.

[7] 中国航癌协会胃癌专业委员会，中华医学会外科学分会胃肠外科学组.胃癌围手术期营养治疗中国专家共识（2019版）[J].中国实用外科杂志，2020，40（2）：145-151.

[8] 石汉平，许红霞，李苏宜，等.营养不良的五阶梯治疗[J].肿瘤代谢与营养电子杂志，2015，2（D）：29-33.

[9] 石汉平，李苏宜，王昆华，等.胃癌患者营养治疗指南[J].肿瘤代谢与营养电子杂志，2015，（2）：37-40.

[10] 日本胃病学会.胃癌处理规约[M].15版.东京：金原出版株式会社，2017.

[11] 日本胃癌学会.胃癌治疗指南[M].5版.东京：金原出版株式会社，2018.

[12] Eisenhauer EA, Therasse P, Bogaerts J, et al. New response evaluation criteria in solid tumours: revised RECIST guideline (version 1. 1) [J]. Eur J Cancer, 2009, 45 (2): 228-247.

[13] Seymour L, Bogaerts J, Perrone A, et al. iRECIST: guidelines for response criteria for use in trials testing immunotherapeutics [J]. Lancet Oncol, 2017, 18 (3): e143-e152.

[14] Xu G, Zhang W, Lv Y, et al. Risk factors for under-diagnosis of gastric intraepithelial neoplasia and early gastric carcinoma in endoscopic forceps biopsy in comparison with endoscopic submucosal dis-section in Chinese patients [J]. Surg Endosc, 2016, 30 (7): 2716-2722.

[15] Lauren P. The two histological main types of gastric carcinoma: diffuse and so-called intestinal-type carcinoma an attempt at a histo-clinical classification [J]. Acta Pathol Microbio Scand, 1965, 64: 31-49.

[16] Wang DS, Liu ZX, Lu YX, et al. Liquid biopsies to track trastuzumab resistance in metastatic HER2-positive gastric cancer [J]. Gut, 2019, 68 (7): 1152-1161.

[17] Wang H, Li B, Liu Z, et al. HER2 copy number of circulating tumour DNA functions as a biomarker to predict and monitor trastuzumab efficacy in advanced gastric cancer [J]. Eur J Cancer, 2018, 88: 92-100.

[18] Shitara K, Özgüroğlu M, Bang YJ, et al. Pembrolizumab versus paclitaxel for previously treated, advanced gastric or gastro-oesophageal junction cancer (KEYNOTE-061): a randomised, open-label, controlled, phase 3 trial [J]. Lancet, 2018, 392 (10142): 123-133.

[19] Eto K，Hiki N, Kumagai K, et al. Prophylactic effect of neoadjuvant chemotherapy in gastric cancer patients with postoperative complications [J]. Gastric Cancer, 2018, 21 (4): 703-709.

[20] Katat H. Mizusawa J. Katayama H, et al. Survival outcomes after laparoscopy-assisted distal gastrectomy versus open distal gastrectomy with nodal dissection for clinical stage IA or IB gastric cancer (ICOG0912): a multicentre. non-inferiority. phase 3 randomised controlled trial [J]. Lancet Gastroenterol Hepatol, 2020, 5 (2): 142−151.

[21] Kang KC, Cho GS, Han SU, et al. Comparison of Billroth I and Billroth II reconstructions after laparoscopy-assisted distal gastrectomy: a retrospective analysis of large-scale multicenter results from Korea [J]. Surg Endose, 2011, 25 (6): 1953−1961.

[22] Bang YJ, Kim YW, Yang HK, et al. Adjuvant capecitabine and oxaliplatin for gastric cancer after D2 gastrectomy (CLASSIC): a phase 3 open-label, randomised controlled trial [J]. Lancet, 2012, 379 (9813): 315−321.

[23] Lee J, Lim DH, Kim S, et al. Phase III trial comparing capecitabine plus cisplatin versus capecitabine plus cisplatin with concurrent capecitabine radiotherapy in completely resected gastric cancer with D2 lymph node dissection: the ARTIST trial [J]. J Clin Oncol, 2012, 30 (3): 268−273.

[24] Yoshida K, Kodera Y, Kochi M, et al. Addition of docetaxel to oral fluoropyrimidine improves efficacy in patients with stage III gastric cancer: interim analysis of JACCRO GC−07, a randomized controlled trial [J]. J Clin Oncol, 2019, 37 (15): 1296−1304.

[25] VAN HAGEN P, HULSHOF MC, VAN LANSCHOT JJ, et al. Preoperative chemoradiotherapy for esophageal or junctional cancer [J]. N Engl J Med, 2012, 366 (22): 2074−2084.

[26] Tepper J, Krasna MJ, Niedzwiecki D, et al. Phase III trial of trimodality therapy with cisplatin, fluorouracil, radiotherapy, and surgery compared with surgery alone for esophageal cancer: CALGB 9781 [J]. J Clin Oncol, 2008, 26 (7): 1086−1092.

[27] Khushalani NI, Leichman CG, Proulx G, et al. Oxaliplatin in combination with protracted-infusion fluorouracil and radiation: report of a clinical trial for patients with esophageal cancer [J]. J Clin Oncol, 2002, 20 (12): 2844−2850.

[28] Ajani JA, Mansfield PF, Crane CH, et al. Paclitaxel-based chemoradiotherapy in localized gastrie carcinoma: degree of pathologic response and not clinical parameters dictated patient outcome [J]. J Clin Oncol, 2005, 23 (6): 1237−1244.

[29] Ajani JA. Winter K, Okawara GS, et al. Phase II trial of preoperative chemoradiation in patients-with localized gastric adenocarcinoma (RTOG 9904): quality of combined modality therapy and pathologic response [J]. J Clin Oncol, 2006, 24 (24): 3953−3958.

[30] Hall PS, Swinson D, Waters JS, et al. Optimizing chemotherapy for frail and elderly patients (pts) with advanced gastroesophageal cancer (aGOAC): The GO2 phase III trial [J]. J Clin Oncol, 2019, 37 (Suppl 15): 4006.

[31] Yamada Y, Higuchi K, Nishikawa K, et al. Phase III study comparing oxaliplatin plus S−1 with cisplatin plus S−1 in chemotherapy-naive patients with advanced gastric cancer [J]. Ann Oncol, 2015, 26(1): 141−148.

[32] Xu R. Wang ZQ, Shen L, et al. S−1 plus oxaliplatin versus S−1 plus cisplatin as first-line treatment for advanced diffuse-type or mixed-type gastric/gastroesophageal junction adenocarcinoma: A randomized, phase 3 trial [J]. J Clin Oncol, 2019, 37 (Suppl 15): 4017.

[33] Lu Z, Zhang X, Liu W, et al. A multicenter, randomized trial comparing efficacy and safety of paclitaxel/capecitabine and cisplatin/capecitabine in advanced gastric cancer [J]. Gastric Cancer, 2018. 21 (5): 782−791.

[34] Van Cutsem E, Moiseyenko VM, Tjulandin S, et al. Phase Ⅲ study of docetaxel and cispla-tin plus fluorouracil compared with cisplatin and fluorouracil as first-line therapy for advanced gastric cancer: a report of the V325 Study Group [J] . J Clin Oncol, 2006, 24 (31): 4991–4997.

[35] Wang J, Xu R, Li J, et al. Randomized multicenter phase Ⅲ study of a modified docetaxel and cisplatin plus fluorouracil regimen compared with cisplatin and fluorouracil as first-line therapy for advanced or locally recurrent gastric cancer [J] . Gastric Cancer, 2016, 19 (1): 234–244.

[36] Shitara K. Takashima A, Fujitani K, et al. Nab-paclitaxel versus solvent-based paclitaxel in patiens with previously treated advanced gastric cancer (ABSOLUTE): an open-label, randomised, non-inferiority, phase 3 trial [J] . Lancet Gastroenterol Hepatol, 2017, 2 (4): 277–287.

[37] Bang YJ, Van Cutsem E, Feyereislova A, et al. Trastuzumab in combination with chemotherapy versus chemotherapy alone for treatment of HER2-positive advanced gastric or gastrooesophageal junction cancer (ToGA): a phase 3, open-label, randomised controlled trial [J] . Lancet, 2010, 376 (9742): 687–697.

[38] Ishigami H. Fujiwara Y, Fukushima R, et al. Phase Ⅲ Trial Comparing Intraperitoneal and Intravenous Paclitaxel Plus S−1 Versus Cisplatin Plus S−1 in Patients With Gastric Cancer With Peritoneal Metastasis: PHOENIX-GC Trial [J] . J Clin Oncol, 2018, 36 (19): 1922–1929.

[39] Briead B, Auzolle C, Pozet A, et al. Efficacy of modern chemotherapy and prognostic factors in patients with ovarian metastases from gastric cancer: A retrospective AGEO multicentre study [J] . Dig Liver Dis. 2016. 48 (4): 441–445.

[40] Cho JH, Lim JY, Choi AR, et al. Comparison of surgery plus chemotherapy and palliative chemotherapy alone for advanced gastric cancer with krukenberg tumor [J] . Cancer Res Treat, 2015, 47 (4): 697–705.

[41] Smyth EC, Verheij M, Allum W, et al. Gastric cancer: ESMO Clinical practice guidelines for diagnosis, treatment and follow-up [J] . Ann Oncol, 2016, 27 (suppl 5): v38–49.

[42] Rachel S van der Post , Ingrid P Vogelaar , Fátima Carneiro, et al. Hereditary diffuse gastric cancer: updated clinical guidelines with an emphasis on germline CDH1 mutation carriers [J] . Journal of medical genetics. 2015. 52 (6): 361–374.

[43] Willem B de Boer , Hooi Ee , Marian P Kumarasinghe. Neoplastic lesions of gastric adenocarcinoma and preximal polyposis syndrome (GAPPS) are gastric phenotype [J] . Am J Surg Pathol, 2018, 42 (1): 1–8.

纪实1

王先生，42岁，因"反复上腹部不适伴恶心、呕吐"到医院就诊，随即进行了胃镜检查，发现在胃体和胃窦交界处前壁有一巨大肿块，病理活检诊断为"胃窦腺癌"，CT提示周围淋巴结有转移，胸部、上腹部、下腹部和盆腔等尚未发现远处转移灶。王先生接受了胃癌根治术，术后诊断为ⅢC期胃癌。术后王先生拒绝医生化疗的建议，认为手术已经切除病灶为什么还要化疗，同时恐惧化疗的不良反应。医生给王先生进行了详细的分析，告诉他因为已发生局部淋巴结转移，术后化疗是为了更好地消除可能存在的微小转移灶，而且是必须要做的，医生对于化疗不良反应会采取专业的预防和治疗办法。经过反复的交流，王先生最终同意并接受了6个月的辅助化疗。目前王先生各项指标良好，病情稳定，处于长期随访中。

医生忠告：随着现代生活节奏的加快和饮食习惯的改变，胃癌的发病年龄愈发年轻。对于普通人群，建议35岁起每年行胃镜检查，有家族史的人群应当提前，这可以大幅度提高胃癌早筛、早诊、早治的概率。若等到相关消化道症状出现，往往已不是早期。胃癌根治的办法是手术，术后是否需要辅助化疗还应遵照医生的判断和建议，目的是为了使患者最大限度地提高生存获益。随着医学的不断发展，化疗的不良反应已经得到有效预防及控制，对患者的影响也越来越小。

纪实2

张先生，61岁，因"进食哽噎不适"就医，症状刚开始出现时自以为是消化不良造成的，未重视，未去医院就诊，直到1个月后出现呕吐鲜血，才到医院就诊，予以胃镜检查发现贲门口有一肿物，活检病理诊断为"贲门腺癌"。张先生在外科医生的建议下，完善相关检查，做了胃癌切除手术，术中未发现淋巴结转移。术后张先生进行了4个周期的巩固性化疗，身体能耐受，一般情况好，没有特殊的不良反应。在此期间，张先生的血肿瘤标志物水平持续降低，化疗取得了良好效果。但是在第5个周期化疗结束后，张先生的肿瘤标志物突然较前有了一些升高，张先生觉得肯定是自己的病情恶化了、化疗无效了，渐渐情绪消极，整日郁郁寡欢。张先生的家属将其悲观的心态告诉医生，医生和张先生进行了耐心的沟通，告诉他肿瘤标志物的升高不一定代表病情恶化，还需要其他影像学的证据。就术后3个月进行的相应检查来看，并未发现肿瘤出现新的变化。应继续接受术后辅助化疗，可以定期复查血肿瘤标志物。

医生忠告：胃癌术后的患者接受化疗后血肿瘤标志物会降低，但是如果升高了也不一定代表病情进展，需要影像学检查协助判断。此时患者及其家属不要恐慌，应该听医生的安排做胃镜、上腹部CT等影像学检查，若影像学检查未提示进展，可继续化疗，定期复查血肿瘤标志物。

纪实3

顾先生，67岁，因"中上腹部不适伴食欲减退、乏力"就医，胃镜检查提示胃窦部溃疡型病灶，病理活检提示低分化腺癌。上腹部CT提示肝脏多发转移，腹腔多发淋巴结转移，其余检查未发现异常。患者诊断为胃癌晚期，肝内多发病灶，占据了肝脏的80%，患者失去了手术机会。同时基因检测 *HER-2* 阴性，无靶向治疗机会。患者十分绝望，放弃一切治疗，经过主治医师的耐心开导，患者最终同意先接受2个周期的化疗。经过科室专家的讨论，为患者制订了化疗方案，2个周期的 SOX 方案化疗后，上腹部CT检查发现肝内病灶缩小75%，取得了惊人的效果，同时患者上腹部不适、饱胀、食欲减退及乏力等症状得到明显改善，患者开心地说"很久都没有感觉这么舒服过了"。患者及其家属治疗的信

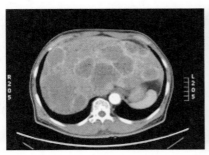
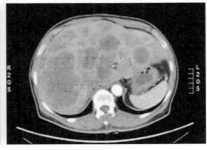

治疗前（2015-04-18）：多发肝转移病灶

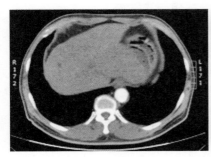
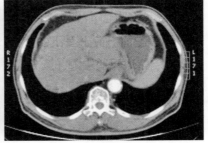

治疗2个周期后（2015-06-20）：多发肝转移病灶明显缩小

心倍增，积极地继续接受了6个周期SOX方案化疗，相关检查提示肿瘤得到了很好的控制。经过科室专家团队讨论，患者需要长期治疗，但联合方案可能会导致较大的不良反应，故患者进入了替吉奥单药维持治疗阶段。目前患者已经进行了4个周期的维持治疗，肿瘤控制良好，患者生活质量得到了较大的提高，患者完全回归到了本属于他的社会生活中，重拾了生活的勇气。

医生忠告：我国早期胃癌诊断率仅为10%左右，而进展期胃癌患者接受根治性手术后仍有约60%会出现复发、转移，其中30%的患者可经血行转移，多出现肝脏、肺的转移。以往的数据显示胃癌伴肝转移的5年生存率几乎为0，但近几年来，随着手术技术的进步、新药的出现、联合用药的进一步研究深入，单发的肝转移在排除腹膜种植转移的情况下，通过多学科治疗可以实施根治性胃癌和肝转移灶的切除手术。诊断初期不能手术切除的肝转移灶，也可能通过化疗、靶向治疗、介入治疗、后期外科干预等得到有效控制，延长胃癌伴肝转移患者的生存时间。

纪实4

颜女士，61岁，因"胃痛不适伴黑便"就医，胃镜检查提示贲门部新生物伴溃疡、出血，病理提示"贲门腺癌"。常规检查未发现其余部位的转移。患者接受了贲门癌根治性手术。术后病理示贲门部浸润型中分化腺癌，癌组织浸润到浆膜外脂肪组织，浸润深度较深。同时淋巴结有转移（1/15）。患者术后接受了XELOX方案（卡培他滨联合奥沙利铂）辅助化疗半年，后定期随访复查2年，未发现肿瘤复发和转移。2年后的一次复查发现肿瘤标志物

CA19-9升高，反复检查均持续异常升高。进一步行PET-CT检查发现腹主动脉旁约4厘米大小的软组织病灶，FDG高代谢，提示转移。患者接受了半年的晚期DS方案（多西他赛联合替吉奥）化疗，治疗期间患者肿瘤标志物下降至正常范围，病灶明显缩小。但化疗结束后发现肿瘤标志物再次升高，复查腹部CT提示腹部病灶再次增大，改行腹部病灶伽马刀，治疗后肿瘤标志物下降至正常，病灶缩小至1厘米。目前患者继续随访中，一般情况好，无不适。

医生忠告：胃癌术后合并淋巴结转移患者需要行术后辅助化疗，但仍有一部分患者会再次出现局部复发和远处转移，故胃癌根治术后的患者需要定期随访复查，这一点尤为重要，需引起患者的高度重视。一旦出现复发和转移，并不代表一切都没有希望了，还是有治疗的价值，积极的化疗、放疗可以使肿瘤得到控制，使生命得以延长。

纪实5

浦先生，52岁，因"上腹部隐痛、不适，伴呃逆、黑便"就医，腹部B超提示肝脏占位。进一步行影像学检查，上腹部MRI提示肝脏多发转移性恶性肿瘤，PET-CT提示胃窦原发性恶性肿瘤伴胰头周围淋巴结转移，肝脏多发转移，右侧肱骨近端、右侧第三肋骨、左侧髋臼转移。临床诊断为胃癌伴骨、肝脏、淋巴结多发转移。胃镜检查示胃窦部溃疡型病灶，病理示腺癌，*HER-2*检测为阴性。患者全身多发转移，无法手术，也没有靶向治疗的可能。但患者和家属均积极要求治疗，经过专家团队的讨论，患者有骨转移，可以接受唑来膦酸抗骨转移治疗，每月1次，至少半年。同时联合化疗，结合现有的亚洲人群胃癌治疗有效方案，专家团队建议使用SOX方案。由于患者年龄较轻（52岁），一般情况好，且积极配合治疗（一共进行8个周期的SOX方案治疗），肝脏病灶和淋巴结均得到了较好的控制，骨转移病灶复查也得到了较好的控制，没有骨痛、骨折等不良骨相关事件的发生。完成SOX方案8个周期的治疗后，治疗组建议患者接受替吉奥单药维持化疗。

目前患者在单药维持治疗中，上腹部已无不适，无黑便，无全身疼痛等。饮食、起居恢复正常。在不劳累的前提下，时常和家人一起旅游。

医生忠告：该病例再次说明了我国的胃癌患者确诊时往往多为晚期，失去了手术机会，超过80%的患者是无靶向治疗机会的，但这并不代表一切都没有了希望，患者必须要积极配合，医生专家团队会结合患者的实际情况、年龄因素和肿瘤的转移部位及负荷等制订出理想的个体化治疗方案。

联合化疗可以取得较好的疗效，但长期的联合化疗，由于药物相关毒性的蓄积，很可能会引起患者不能耐受或出现严重的不良反应，甚至导致死亡。这样不间断高强度的治疗并不能给患者的生活质量带来提高，同时也没有使患者的生存得到真正的获益。阶段性治疗后，建议晚期胃癌患者可接受维持治疗，这样既不会造成患者生活受到过多的影响，又能一定程度地控制病情。